声门上型喉癌功能性手术

FUNCTIONAL SURGERY OF SUPRAGLOTTIC CANCER

房居高　著

FANG JUGAO

中国协和医科大学出版社

图书在版编目（CIP）数据

声门上型喉癌功能性手术／房居高著. —北京：中国协和医科大学出版社，2016.5
ISBN 978-7-5679-0292-3

Ⅰ. ①声… Ⅱ. ①房… Ⅲ. ①喉肿瘤－耳鼻喉外科手术 Ⅳ. ①R767.91

中国版本图书馆 CIP 数据核字（2016）第 096450 号

声门上型喉癌功能性手术

著　　者：房居高
责任编辑：戴申倩　方　琳

出版发行　**中国协和医科大学出版社**
　　　　　（北京东单三条九号　邮编 100730　电话 65260378）
网　　址：www.pumcp.com
经　　销：新华书店总店北京发行所
印　　刷：北京雅昌艺术印刷有限公司

开　　本：889×1194　　1/16 开
印　　张：6.75
字　　数：70 千字
版　　次：2016 年 5 月第 1 版　　2016 年 5 月第 1 次印刷
印　　数：1—3000
定　　价：98.00 元（含光盘）

ISBN 978-7-5679-0292-3

序言一

医学是门实践科学，需要不断地总结经验并推陈出新，创造新的方法，开展新的技术。手术技巧是耳鼻咽喉头颈外科医师的基本功，直接影响疾病的治疗效果。作为一名专科医生，应该具有严谨的学风、扎实的专业基础知识、精湛的诊疗技术，不断在实践中丰富临床阅历，在总结经验、教训和失败中深化自我内涵、提高素质修养。成功的手术是日积月累的沉积，不仅需要用手，更要用脑去完成。

在医学信息化时代，教学方式有很多变化，教学影像资料很多，比较而言头颈肿瘤的教学影像资料较少。房居高博士编写的这本《声门上型喉癌功能性手术》的手术教材及手术录像包括了喉的手术应用解剖、断层解剖、CT影像分析、颈部淋巴结分区、颈部淋巴结清扫术的分类、喉癌最新的TNM分期、喉癌手术历史、围术期处理等基础理论，同时还将声门上水平部分喉切除手术过程细分为若干步骤，每个步骤都配有详细的说明，图文并茂、深入浅出，在形式和内容上都进行了不少有益的探索，具有精准医学的基本概念。

本人饶有兴致地阅读了文稿并观看了手术录像资料，内容不是很多，精致程

度很高，不愧为我们专业百花园中的一朵靓丽的花朵。作为初学者入门的向导，

作为从业多年的专科医师案头常备教材，一定会很有收益，特向全国业界同仁推

荐！是为序。

中国工程院院士

韩德民

2016 年 2 月

序言二

房居高教授编写了《声门上型喉癌功能性手术》的手术教材及手术录像，让我写一段文字为序，我不揣冒昧，欣然同意。

外科手术是目前治疗疾病的主要手段之一，手术学的每一次进步都凝聚着医学前辈的探索和奉献。耳鼻咽喉头颈外科由于解剖复杂、结构精细、功能重要，手术风险非常高，青年医师学习和成长的周期较长。如何尽快掌握相关知识和手术技巧、克服学习曲线的困难期是青年耳鼻咽喉头颈外科医师的渴望。

房居高教授是北京同仁医院头颈外科主任，同时兼任北京安贞医院耳鼻咽喉头颈外科中心主任，并担任中华医学会耳鼻咽喉头颈外科分会头颈学组副组长和中国医师协会耳鼻咽喉科分会头颈学组副组长。多年来潜心研究头颈肿瘤的个体化治疗和微创治疗，具有较深的理论知识和丰富的临床经验。手术时解剖层次清晰，基本做到无血化操作，特别有益于青年医师观摩和学习。微创外科（minimally invasive surgery，MIS）是近年来发展起来的一项具有高科技含量的新技术，它要求尽可能少地破坏健康的组织结构以保护功能，尽量安全、准确、有效地祛除病变，减少术中创伤，减轻手术给患者带来的痛苦，使患者尽快恢复健康，实现结构和功能的微创。微创外科是外科技术的升华，应具有最佳的内环境稳定状态、最小的手术切口、最轻的全身炎症反应和最少的瘢痕，是外科医师永恒的追求目标。随着生物智能时代（bio-intelligence age）的来临、虚拟人体技术和三维立体可视技术的发展，计算机控制的机器人将会让手术变得更为精准！

《声门上型喉癌功能性手术》系统地阐述了喉的应用解剖、断层解剖、CT解剖、颈部淋巴结分区、颈清扫分类、喉癌TNM分期、喉癌手术历史、围术期处理等基础理论，同时还将声门上水平部分喉切除手术细分为若干步骤，每一步骤都配有详细的解说和精美的图片。更难能可贵的是，手术录像过程中全程解说，详细阐述手术技巧且能给读者展示真实客观的手术过程。

这本书内容新颖、图文并茂、简明扼要，确实是一本很好的参考书，对青年耳鼻咽喉头颈外科医师建立正规临床思维、打下扎实的手术基本功将会有一定的帮助，因此将之推荐给耳鼻咽喉头颈外科同行。

北京安贞医院院长

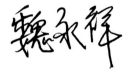

2016 年 2 月

前　言

喉是人体重要的器官，担负着发声、呼吸、吞咽、保护等重要功能。喉癌是耳鼻咽喉头颈外科领域非常常见的恶性肿瘤，然而对于喉癌的诊治水平却参差不齐。

随着科技的发展和医疗技术的进步，人们对外科手术技巧的要求也越来越高。在长期的临床和教学过程中，很多进修医师、住院医师、低年资主治医师以及研究生们都向我反映目前市面上耳科、鼻科教学录像比较多，但是头颈肿瘤的教学录像很少见到，他们表示迫切需要一些带有全程解说的头颈肿瘤手术录像。因此，尽管个人学识、经验和能力有限，还是鼓起勇气编写了这本《声门上型喉癌功能性手术》。如果反映较好，将会编写一本囊括大部分头颈部手术的手术录像集。

这本书包括了喉的应用解剖、断层解剖、CT 解剖、颈部淋巴结分区、颈部淋巴结清扫术的分类、喉癌最新的 TNM 分期、喉癌手术历史、围术期处理等基础理论，同时将声门上水平部分喉切除手术过程细分为 27 个步骤，每个步骤都配有详细的说明，很多都是著者多年的经验和体会。一些关键步骤还配有清晰的手术视频截图，直观易懂。此外还对手术录像做了全程的解说，为了让大家看到最真实的手术过程，除了一些遮挡的部分减掉外，整个手术过程没有做过多的剪辑。

特别感谢德高望重的韩德民院士和北京安贞医院院长魏永祥教授在百忙之中为本书作序！

孟令照博士在视频的剪辑、文字的编写和校对过程中做了大量的工作，马泓智博士给本书提了很多宝贵的修改意见，杨帆医生承担了部分文字校对工作，KARL STORZ 公司在本书的出版过程中做了很多支持工作。此外，本书的出版还受到首都临床特色应用研究（z141107002514003）和北京市医管局扬帆计划（XM201311）的支持，在此一并表示感谢！

鉴于著者能力有限，错误之处在所难免，恳请广大同仁予以批评指正！

2015 年 12 月

作 者 简 介

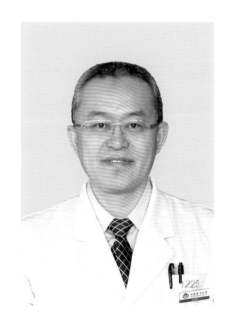

房居高博士 籍贯山东。教授，主任医师，博士研究生导师。北京同仁医院头颈外科科主任，兼任北京安贞医院耳鼻咽喉头颈外科中心主任。

1984 年大学毕业，1991~1994 年在中国医科大学攻读硕士学位。1994~2001 年在山东省肿瘤防治研究院工作，担任耳鼻咽喉-头颈外科科主任，硕士生导师。1998~2001 年在山东大学齐鲁医院攻读博士学位。2001~2003 年在北京市耳鼻喉研究所博士后流动站任博士后研究员。2003 年起在首都医科大学附属北京同仁医院耳鼻咽喉头颈外科工作，担任头颈外科主任。2013 年 5 月起兼任北京安贞医院耳鼻咽喉头颈外科中心主任。曾先后赴德国蒂宾根大学、香港大学玛丽医院、美国纽约纪念 Sloan-Kettering 癌症中心、美国休斯敦 MD Anderson 癌症中心等全球知名头颈外科及癌症治疗中心进修头颈肿瘤临床诊疗及基础研究。

从医 30 余年，深谙耳鼻咽喉头颈外科常见病、多发病的诊疗，对耳鼻咽喉头颈外科的复杂疑难疾病造诣更为深厚。除耳鼻咽喉头颈外科常规手术外，擅长甲状腺肿瘤腺体精细解剖切除手术、咽喉癌激光微创外科手术、咽喉癌功能保全性手术、鼻颅底肿瘤内镜下微创肿瘤切除手术及颅面联合切除手术、晚期或复发性肿瘤的挽救性手术及修复手术，尤其是头颈部缺损的游离、带蒂组织瓣修复手术，对各种少见、罕见良恶性肿瘤有着丰富的临床诊疗经验。每年头颈肿瘤手术量 800 余例，较好的治疗效果获得广大患者赞誉。2013 年获中国名医百强榜头颈外科和甲状腺外科两个专科的全国前 10 名的上榜名医。

基础研究方向为头颈肿瘤的早期淋巴结及血行转移的监测、头颈部肿瘤生物学特性研究、头颈肿瘤的基因治疗、头颈癌的个体化治疗的相关基因研究。获得省部级科技奖励 3 项，发表论文 60 余篇，其中 SCI 收录论文 13 篇；主编、副主编著作 3 部，参与编写著作 8 部，翻译著作 1 部。承担国家自然科学基金 3 项、科技部支撑项目 1 项、北京市自然科学基金、吴阶平医学基金、北京医管局扬帆计划、北京市首都特色项目重点课题等多项科研课题。

目前兼任卫生部肿瘤规范治疗专家委员会专家，中华医学会耳鼻咽喉头颈外科分会头颈学组副组长，中国医师协会耳鼻咽喉科分会头颈学组副组长，中国医疗保健国际交流促进会常务理事，中国抗癌协会头颈肿瘤专业委员会副主任委员，中国医疗保健国际交流促进会甲状腺疾病分会主任委员。中国残疾人康复协会无喉者康复专业委员会副主任委员、秘书长，《World Journal of Otolaryngology Head and Neck Surgery》、《中华耳鼻咽喉头颈外科杂志》、《中国耳鼻咽喉头颈外科杂志》、《国际外科学杂志》、《国际耳鼻咽喉头颈外科杂志》、《中国微创外科杂志》等专业学术杂志编委，《中华医学杂志》特约审稿专家，《中华医学杂志英文版》（CMJ）审稿专家。《中国百科全书耳鼻咽喉头颈外科卷》编委，高等教育出版社本科教材（2015 版）《耳鼻咽喉头颈外科学》副主编。

目 录

一、喉的手术解剖

喉位于颈前正中部，上通口咽、下接气管，内面被覆黏膜，是以软骨为支架，由肌肉、韧带和纤维组织膜相连接所组成的管腔样器官。喉于两侧胸锁乳突肌之间向前突起，表面覆有带状肌及皮肤，后方经喉咽与颈椎相隔。喉位于舌骨下方，最高点为会厌上缘，下端为环状软骨下缘，在成年男性约相当于第3~6颈椎平面，高约8cm，在女性及小儿位置稍高。

喉的发育在出生后的前3年最为显著，6~13岁变化较小，14~16岁又有一快速发育阶段，男性尤为明显，一般称此时期为变声期。变声期前，男女喉腔大小相似，变声期后，男性喉腔前后径增加约1倍，上下径亦相应增加，以致声带明显增长，音质改变，音调降低。女性变声期后喉增长不显著，声音亦改变不大，故成人两性喉的大小有较大差异。

喉借喉外肌群固定于颈部，可随着吞咽动作而有一定范围的上下活动，发声时喉也有较小范围的上下活动。将甲状软骨向左右推移时，喉也稍可活动，并由于喉软骨间的摩擦而发出轻微响声，喉部肿瘤侵犯喉软骨及关节后，这种响声可消失。

喉部手术时，可在肿瘤彻底切除的前提下，充分利用残余喉部及周围正常组织进行喉发声、呼吸、吞咽及防御等功能的重建。

（一）喉的软骨

喉的软骨支架是由 11 块形状大小不同的软骨借韧带、肌肉等相互连接而组成。包括单一的甲状软骨、环状软骨和会厌软骨及左右成对的杓状软骨、小角软骨、楔状软骨及麦粒软骨，其中小角软骨、楔状软骨和麦粒软骨是位于杓状软骨的顶端和杓会厌皱襞内的软骨，无特殊临床意义（图1、图2）。

1. **甲状软骨**　是喉软骨中最大的一块。由左右对称的四边形甲状软骨翼板在颈前正中会合而成，相交的角度男女不同，男性呈直角或锐角，向颈前中央突出，明显可见，其上端最突出处称喉结。女性翼板的交角较大，约120°，外突不明显。甲状软骨上缘形如突起的弧弓，其正中在喉结上方的∨形切迹，称甲状软骨切迹。两侧翼板的后缘各向上、下两端延伸形成上角和下角。上角较长，借甲状软骨侧韧带与舌骨大角相连；下角较短，其末端的内侧面与环状软骨外侧方关节面相接，组成环甲关节。甲状软骨翼板的外侧面有一条自后上方向前下方走行的嵴，称斜线，起自上角根部稍前方的上甲状结节，下至翼板下缘的下甲状结节。此线是胸骨甲状肌的终止和甲状舌骨肌及咽下缩肌的起始处。

甲状软骨翼板内侧面光滑覆以黏膜。甲状软骨切迹的下方借甲状会厌韧带与

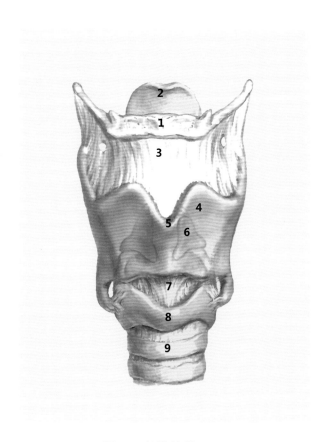

图 1　喉软骨前面观

1. 舌骨　2. 会厌软骨　3. 甲状舌骨膜　4. 甲状软骨　5. 甲状软骨

切迹　6. 杓状软骨　7. 环甲膜　8. 环状软骨　9. 气管

会厌软骨的根部相接。在此下方是两侧室带和声带的前端附着处。甲状软骨上缘借甲状舌骨膜与舌骨相连接。其下缘借环甲膜及环甲状肌与环状软骨相连接。

　　甲状软骨及周围是喉部分切除手术切开入喉的部位，根据术式不同甲状软骨切除的部位和范围也不一致。如声门上水平喉切除术需在甲状软骨上下 1/2 处做水平或者 V 形切开，切除两侧甲状软骨的上半部分而保护甲状软骨的下半部分，特别要注意保护前联合以免术后声带松弛而影响发音质量和吞咽。喉裂开或垂直半喉切除术需要在甲状软骨中线处或健侧前中部纵行切开以切除患侧病变组织。

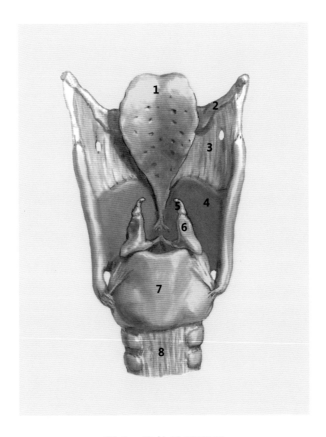

图 2　喉软骨后面观

1. 会厌软骨　2. 舌骨　3. 甲状舌骨膜　4. 甲状软骨

5. 小角软骨　6. 杓状软骨　7. 环状软骨　8. 气管

环会厌吻合喉次全切除（CHEP）和喉大部切除会厌下移喉重建（Tucker 术）手术需要切除大部分甲状软骨，仅保留甲状软骨板后下 1/4 或后 1/3。

2. **环状软骨**　形状似印章的指环，是呼吸道唯一的呈完整环形的软骨，对保持喉和气管上端管腔的宽度及通畅有重要作用，是形成喉腔下部的四壁，特别是后壁的支架。其前部较窄称环状软骨弓，其前正中部的软骨上下径为 5~7mm，两侧向后延伸部分逐渐增宽变厚。弓的前部正中的两侧为环甲肌附着处。环状软骨弓是施行气管切开术的重要标志。环状软骨的后部较宽，呈四方形，称环状软骨板或环状软骨背板，其上下径为 2~3cm。板的背面正中有一条自上而下的嵴突，食管纵肌部分纤维附于嵴突，嵴突的两侧为环杓后肌的起始处。板的上部两侧的斜面上，各有一半圆柱状狭长突起，是与杓状软骨相连接的关节面。板的下部两侧近环状软骨弓的外侧面则与甲状软骨下角内侧面组成环甲关节。环状软骨下缘借环气管韧带与第 1 气管环相连，其前部借环甲膜及环甲肌与甲状软骨相连接。

喉癌侵犯声门下区时可累及环状软骨，如小部分受侵，术中可以切除环状软骨弓的上部，甚至切除全部环状软骨弓（如气管会厌吻合次全喉切除术）。但一旦环状软骨广泛受侵时，则需行喉全切除术，因此术前的影像学及术中的手术探查就显得特别重要。另外，声门下型喉癌常向前侵犯环状软骨、环甲膜、喉前淋巴结、气管前和气管食管沟淋巴结，未正确处理这些部位是喉癌（特别是声门下型喉癌）术后复发的重要原因之一。

3. **杓状软骨**　又名披裂软骨，位于环状软骨板的后部上方，左右各一，形似三角形锥体，有三个面和底部及顶部。大部分喉内肌起止于此软骨。底部为半圆形凹槽，跨在环状软骨板上部的关节面上组成环杓关节。底部呈三角形，其前角称声带突，声带和喉室带的后端附着于此处；外侧角是肌突，环杓后肌附着于其后部；环杓侧肌则附着于其侧部。底部的后内有杓肌附着。前外侧面不光滑，甲杓肌和环杓侧肌的部分肌纤维附着于此面的下部。后外侧面为较平滑的凹面，杓肌附着于此。内侧面即中央面较窄而光滑，构成声门后端的软骨部分，约占声门全长的 1/3。

喉癌患者声带固定属于 T3 及以上 T 级别病变，可能是肿瘤直接侵犯环甲关节或喉返神经引起的，也可能是肿瘤侵犯声带、声门旁间隙引起的，术前通过影像学仔细辨别从而决定不同的手术方式。喉部分切除术手术方式很多，但是保留一个相对完整的环状软骨和至少一个功能正常的环杓关节单位是最基本的要求。

4. **会厌软骨**　位于喉上口的前方，是一块树叶状的薄形弹性软骨。表面不平，有多数血管及神经穿行的小孔，喉癌极易通过这些小孔扩散到对侧面。会厌下部呈细柄状，称会厌柄（茎），借甲状会厌韧带附着于甲状软骨内面上切迹的下方。会厌软骨上缘游离，成人多呈圆形、平展。在儿童则其两侧缘向内卷曲、较软。会厌软骨的上面向前称为舌面；其下面向后为喉面，均被覆黏膜，与咽及喉的黏膜相连续。舌面黏膜较疏松。会厌软骨两侧黏膜与杓状软骨相连的黏膜皱襞称杓会厌襞。此襞与会厌上缘构成喉入口的上界。舌面正中与舌根黏膜形成舌会厌襞。该皱襞的两侧低凹处称舌会厌谷。

5. **喉软骨的钙化及骨化**　成年人的喉软骨可发生钙化或骨化。甲状软骨、环状软骨和杓状软骨为透明软骨，可发生骨化；楔状软骨和小角软骨为纤维软骨，只发生钙化，不发生骨化；会厌软骨和杓状软骨的声带突极少发生钙化，不发生骨化。甲状软骨于 18 岁即开始出现骨化，最先发生于后下角，逐渐向上向前发展，两侧翼板中央最晚骨化，骨化程度男性较女性明显。在 CT 阅片时一定要考虑到这一点，避免将未骨化的甲状软骨误以为是肿瘤侵犯所致。环状软骨骨化无明显性别差异，多先从背板上缘开始，一般不发展至下缘。

（二）喉的韧带及膜性结构

1. **甲状舌骨膜** 甲状软骨与舌骨之间，由弹性纤维组织构成，正中增厚部分称甲状舌骨中韧带。在两侧甲状软骨上角与舌骨大角间的增厚部分称甲状舌骨侧韧带。喉上神经内支与喉上动脉、静脉自甲状舌骨膜的两侧穿过入喉。

2. **舌骨会厌韧带** 位于会厌舌面、舌骨体和舌骨大角之间的纤维组织。会厌、甲状舌骨中韧带及舌骨会厌韧带三者之间称会厌前间隙，里面充满脂肪等疏松结缔组织。

3. **舌会厌韧带** 为会厌软骨舌面中部与舌根间连接的韧带。

4. **甲状会厌韧带** 为连接会厌软骨茎与甲状软骨切迹后下方的纤维韧带。

5. **喉弹性膜** 为一宽阔的弹性组织，左右各一，均被喉室分为上下两部，上部为方形膜，下部为弹性圆锥。

（1）方形膜：位于会厌软骨外缘和小角软骨、杓状软骨声带突间，有前后上下四缘。前后缘分别附着于会厌软骨和小角软骨与杓状软骨，上下缘均游离，上缘起自会厌尖下的外缘，向后下走行止于小角软骨和杓状软骨，形成杓会厌韧带；下缘起自甲状软骨交角会厌柄附着处之下，水平向后止于杓状软骨的声带突，形成室韧带。方形膜上缘和下缘表面为黏膜覆盖，分别为杓会厌皱襞和室带。方形膜的外侧面为黏膜覆盖，构成梨状窝内壁的上部。

（2）弹性圆锥：为一坚韧而具弹性的结缔组织膜。上缘游离并增厚形成声韧带。其前端附着于甲状软骨交角背面室韧带附着处的下方，水平向后止于杓状软骨的声带突。弹性圆锥的下缘附着环状软骨上缘，前中部附着于甲状软骨下缘和环状软骨弓上缘之间，称环甲膜。其中央增厚而坚韧部分称环甲中韧带。

喉弹性膜是阻挡喉癌局部扩展的坚强屏障。声门上癌向外发展受到方形膜的阻挡；声带癌向下发展则受到弹性圆锥的阻挡。

（三）喉的肌肉

喉肌分为内外两组。

1. 喉内肌（图3、图4、图5、图6）　依其功用又主要分成以下4组。

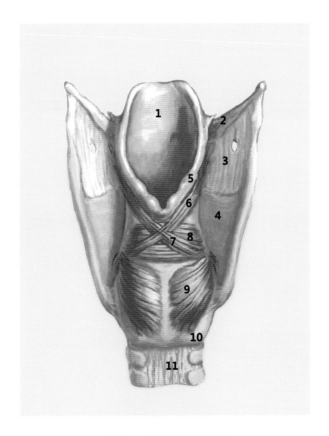

图 3　喉内肌后面观

1. 会厌　2. 舌骨　3. 甲状舌骨膜　4. 甲状软骨　5. 杓会厌皱襞　6. 杓会

厌肌　7. 杓斜肌　8. 杓横肌　9. 环杓后肌　10. 环状软骨　11. 气管

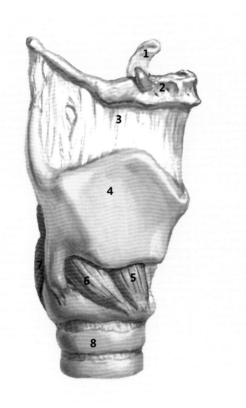

图 4　喉内肌右侧面观

1. 会厌　2. 舌骨　3. 甲状舌骨膜　4. 甲状软骨

5. 环甲肌（直部）　6. 环甲肌（斜部）　7. 环杓

后肌　8. 气管

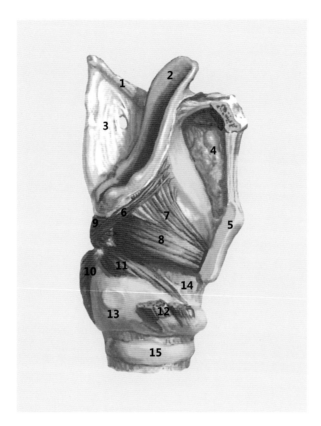

图 5　喉内肌右侧面观（已切除甲状软骨右侧部）

1. 舌骨　2. 会厌　3. 甲状舌骨膜　4. 会厌前间隙脂肪

5. 甲状软骨　6. 杓会厌肌　7. 甲状会厌肌　8. 甲杓肌

9. 杓横肌　10. 环杓后肌　11. 环杓侧肌　12. 环甲肌

13. 环状软骨　14. 环甲膜　15. 气管

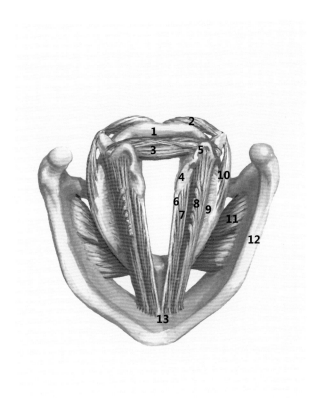

图 6　喉内肌上面观

1. 环状软骨　2. 环杓后肌　3. 杓横肌及杓斜肌

4. 杓状软骨声带突　5. 杓状软骨肌突　6. 声韧带

7. 声带肌（甲杓肌内侧部）　8. 甲杓肌外侧部

9. 弹性圆锥　10. 环杓侧肌　11. 环甲肌　12. 甲状

软骨　13. 前联合

（1）使声门张开：其主要作用来自环杓后肌，起自环状软骨背面的浅凹，止于杓状软骨肌突的后部。环杓后肌收缩使杓状软骨的声带突向外转动，因此两侧声带的后端分开，使声门变大。

（2）使声门关闭：其中有环杓侧肌和杓肌。环杓侧肌起自同侧环状软骨弓两侧的上缘，止于杓状软骨肌突的前面；杓肌由横行和斜行的肌纤维组成，这些肌束的收缩可使两侧杓状软骨互相接近，致声带内收而关闭声门。

（3）使声带紧张和松弛：其中有环甲肌和甲杓肌。环甲肌起自环状软骨弓的前外侧，向上止于甲状软骨下缘，该肌收缩时甲状软骨和环状软骨弓接近，以环甲关节为支点，增加杓状软骨和甲状软骨之间的距离，并将甲杓肌拉紧，使声带紧张度增加。甲杓肌前端起自甲状软骨中央部背面的前联合，后端附着在杓状软骨的声带突，此肌收缩时可使声带松弛。但甲杓肌外侧部兼使声门关闭，因具附着于杓状软骨的肌突。甲杓肌、声韧带及其黏膜组成声带，发音的音调与甲杓肌等的收缩紧张度有关。

（4）使会厌活动的肌群：主要有杓会厌肌和甲状会厌肌，前者使喉入口关闭，后者使喉入口开放。杓会厌肌、喉弹性膜的上外侧缘及其外覆的黏膜形成杓会厌襞。

2. **喉外肌**　将喉与周围的结构相连，其作用是使喉体上升或下降，同时使喉固定。以舌骨为中心，喉外肌又分为舌骨上肌群和舌骨下肌群。前者包括二腹肌、茎突舌骨肌、下颌舌骨肌和颏舌骨肌；后者则包括胸骨舌骨肌、胸骨甲状肌、甲状舌骨肌和肩胛舌骨肌。胸骨甲状肌和甲状舌骨肌在甲状软骨板斜线处相连，似上下接力，因此临床简称其为接力肌。舌骨下肌群因其均为宽窄不等的带状，故临床上统称为颈前带状肌。

（四）喉腔

喉腔是由喉软骨支架围成的管腔。上经喉入口与咽部相通，下由环状软骨下缘与气管相接。分声门上区、声门区和声门下区三部分。

1. **声门上区**　位于声带上缘以上，前壁为会厌软骨，两侧壁为杓会厌襞，后壁为杓状软骨上部。该区内主要有以下结构。

（1）室带：亦称假声带，左右各一，位于声带上方，与声带平行，由黏膜、室韧带组成，外观呈淡红色。

（2）喉室：位于室带和声带间、开口为椭圆形的腔隙，其前端向上向外延展成一小憩室，名喉室小囊或喉室附属部，此处有黏液腺分泌黏液，润滑声带。

2. **声门区**　位于声带之间。包括左右声带和前联合，杓状软骨和后联合。声带由上皮层、任克间隙、声韧带（弹力纤维、胶原纤维层）、声带肌等组成。声带张开时其间的三角形腔隙称为声门裂，简称声门。声门裂前为前联合，腱长1.5~2.0mm，是阻止声门上区癌向下发展的屏障。

3. **声门下区**　位于声带下缘和环状软骨下缘之间，有前后左右四壁。声门下区的上界在前部为声带游离缘向下2~3mm处，中段则为向下5mm处。

（五）喉的黏膜

喉腔各部均被覆黏膜，与口腔喉咽及气管的黏膜相连续，但各部黏膜组织结构和厚薄存在差异。声带、会厌舌面和喉面大部以及杓会厌皱襞为复层鳞状上皮，自会厌喉面下部起，喉腔其他各部为复层柱状纤毛上皮所组成。纤毛运动朝向喉入口。在声带边缘有一潜在的黏膜下间隙，称任克间隙，此间隙位于上皮和韧带之间，在声带的上面和下面。会厌喉面、声带、小角软骨和楔状软骨处黏膜与下层附着较紧。会厌舌面黏膜与下层附着不紧。声门下区和杓会厌皱襞处黏膜下层有较多疏松结缔组织，以婴幼儿的声门下区更为明显。喉腔内除声带外，其他各部均有黏液腺，以喉囊处最丰富，分泌黏液以润滑声带。

（六）血管

喉的动脉来源有二：来自甲状腺上动脉的喉上动脉和环甲动脉，主要供应喉上部；来自甲状腺下动脉的喉下动脉，主要供应喉下部。喉的静脉与动脉伴行，汇入甲状腺上、中、下静脉，继之汇入颈内静脉及无名静脉。

（七）神经

喉部神经有喉上神经和喉返神经，均为迷走神经的分支（图7）。

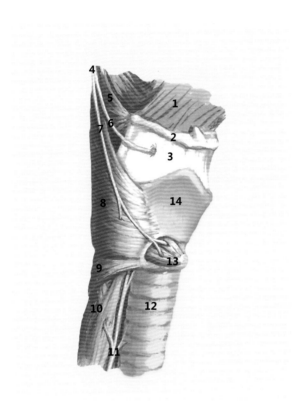

图 7　喉神经右侧观

1. 舌骨上肌群　2. 舌骨　3. 甲状舌骨膜　4. 喉上神

经　5. 咽中缩肌　6. 喉上神经内支　7. 喉上神经外

支　8. 咽下缩肌　9. 环咽肌　10. 食管　11. 喉返神

经　12. 气管　13. 环甲肌　14. 甲状软骨

1. 喉上神经　在相当于舌骨大角平面处分为内、外两支。内支分布于声带以上区域的黏膜，主要是感觉神经，亦有小部分运动纤维分布于杓肌。外支属运动纤维，支配环甲肌，但亦有感觉神经纤维分布的声门下区。甲状腺手术时一定要注意保护好喉上神经外支，避免患者术后环甲肌麻痹出现声音低沉。

2. 喉返神经　由迷走神经进入胸腔后分出，左侧绕主动脉弓之下，后上行沿气管食管沟至环甲关节后入喉，走行径路较长；右侧绕锁骨下动脉下、后上行，路程较短，因此临床上左侧喉返神经麻痹的病例较多见。喉返神经主要是运动神经，支配除环甲肌以外的喉内各肌，但亦有感觉支分布于声上区黏膜。临床上有部分"喉不返"的现象，即直接从迷走神经上端发出分支入喉手术中一定要警惕，避免损伤。

（八）淋巴

喉的淋巴分成两个高度分割的系统：浅层系统和深层系统。浅层系统为黏膜内系统，左右互相交通。深层系统为黏膜下系统，与癌瘤的转移关系更为密切，该系统左右彼此几乎不相交通，声门区几乎没有深层淋巴组织，故喉的深层淋巴主要分为声门上区和声门下区。各区的淋巴分布情况分述如下。

1. 声门上区　此区淋巴组织最为丰富，除喉室外，此区淋巴毛细血管在杓会厌皱襞前端集合成一束淋巴管，向前外穿行，伴随喉上神经血管束穿过甲状舌骨膜，汇入颈总动脉分叉部和颈内静脉附近的颈深上淋巴结群即 level Ⅱ 区及Ⅲ区，极少数注入较低的淋巴结和副神经链。喉室的淋巴组织在软组织和甲状软骨翼板之间下行穿过同侧环甲膜、甲状腺进入颈深中淋巴结群和颈深下淋巴结群即 level Ⅲ 区和Ⅳ区。因此声门上型喉癌即使是 cN0 的患者也常常需要做择区性颈部淋巴结清扫。

2. **声门区**　声带组织致密，黏膜下几乎是没有淋巴组织的。因此对于 cN0 的声门型喉癌患者，除了 T3、T4 要做择区性颈清扫外，其余病例如果没有影像学可见的淋巴结转移，可以不必常规行颈部淋巴结清扫术。

3. **声门下区**　该区淋巴管分为两部分：一部分通过环甲膜中部进入喉前及气管前淋巴结，然后汇入颈深中下淋巴结群即 level Ⅲ 区、Ⅳ 区淋巴结；另一部分在甲状软骨下角附近穿过环气管韧带和膜，到达颈深下外淋巴结群和气管食管淋巴结群即 level Ⅳ、Ⅵ 区淋巴结。在环状软骨附近的声门下淋巴系统收集来自左右两侧的淋巴管，然后汇入两侧颈深淋巴结，故声门下癌有向对侧转移的倾向。因此声门下型喉癌应该行 level Ⅵ 区、Ⅳ 区淋巴结清扫和患侧甲状腺切除。

参 考 文 献

1. 韩德民，房居高，倪鑫. 同仁头颈外科手册. 北京：人民卫生出版社，2008，225–270.

2. 韩德民. 耳鼻咽喉头颈外科学（第 2 版）. 北京：北京大学出版社，2013，267–277.

二、喉部断层解剖

见图 8~图 13。

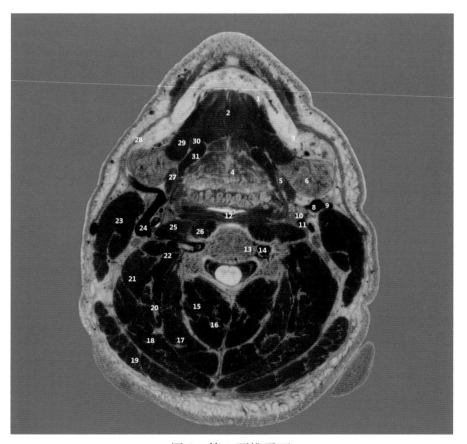

图 8　第 4 颈椎平面

1. 舌下腺　2. 颏舌肌　3. 下颌骨　4. 舌内肌　5. 二腹肌　6. 颌下腺　7. 会厌软骨　8. 面后静脉

9. 耳后静脉　10. 颈外动脉　11. 颈内动脉　12. 咽上缩肌　13. 第 4 颈椎　14. 椎动脉　15. 骶棘肌

16. 颈半棘肌　17. 头半棘肌　18. 头夹肌　19. 斜方肌　20. 头最长肌　21. 肩胛提肌　22. 中斜角肌

23. 胸锁乳突肌　24. 颈内静脉　25. 头长肌　26. 颈长肌　27. 二腹肌　28. 颈阔肌　29. 下颌舌骨肌

30. 颏舌骨肌　31. 舌骨舌肌

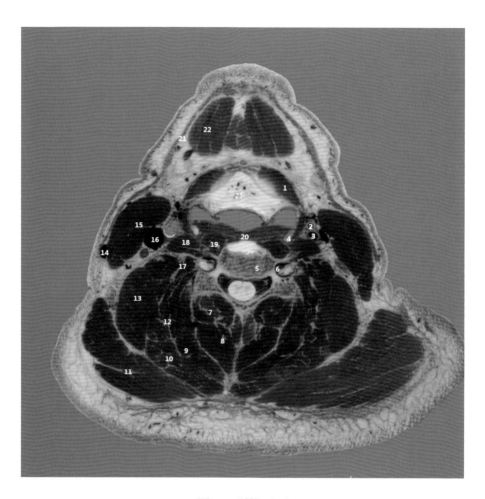

图 9　颈椎平面

1. 甲状舌骨肌　2. 颈外动脉　3. 颈内动脉　4. 甲状软骨上角　5. 第 5 颈椎　6. 椎动脉　7. 骶棘肌　8. 颈半棘肌　9. 头半棘肌　10. 头夹肌　11. 斜方肌　12. 头最长肌　13. 肩胛提肌　14. 颈外静脉　15. 胸锁乳突肌　16. 颈内静脉　17. 中斜角肌　18. 头长肌　19. 颈长肌　20. 咽中缩肌　21. 颈阔肌　22. 二腹肌前腹　23. 会厌软骨

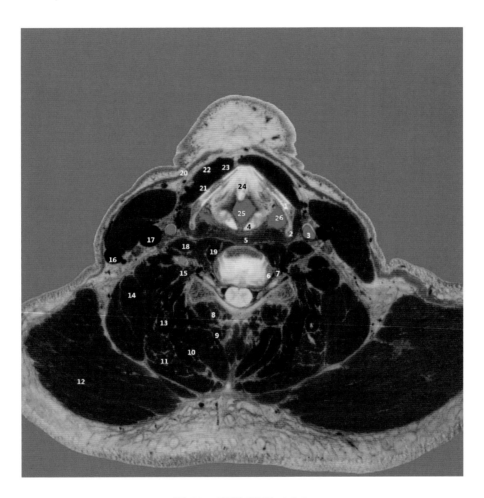

图 10　颈椎平面（上）

1. 甲状软骨　2. 甲状软骨上角　3. 颈总动脉　4. 杓状软骨　5. 下咽缩肌　6. 第

6 颈椎　7. 椎动脉　8. 骶棘肌　9. 颈半棘肌　10. 头半棘肌　11. 头夹肌　12. 斜

方肌　13. 头最长肌　14. 肩胛提肌　15. 中斜角肌　16. 颈外静脉　17. 颈内静脉

18. 头长肌　19. 颈长肌　20. 颈阔肌　21. 甲状舌骨肌　22. 肩胛舌骨肌　23. 胸

骨舌骨肌　24. 会厌　25. 喉腔　26. 梨状窝

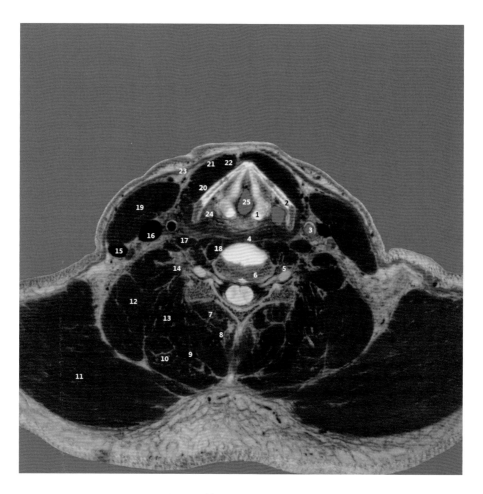

图 11　第 6 颈椎平面（中）

1. 杓状软骨　2. 甲状软骨　3. 颈总动脉　4. 下咽缩肌　5. 椎动脉　6. 第 6 颈椎

7. 骶棘肌　8. 颈半棘肌　9. 头半棘肌　10. 头夹肌　11. 斜方肌　12. 肩胛提肌

13. 头最长肌　14. 中斜角肌　15. 颈外静脉　16. 颈内静脉　17. 头长肌　18. 颈

长肌　19. 胸锁乳突肌　20. 甲状舌骨肌　21. 肩胛舌骨肌　22. 胸骨舌骨肌

23. 颈阔肌　24. 梨状窝　25. 喉腔

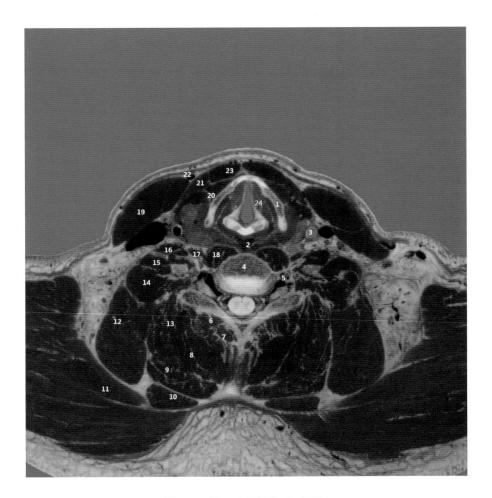

图 12   第 6 颈椎平面（下）

1. 甲状软骨   2. 下咽缩肌   3. 颈总动脉   4. 第 6 颈椎   5. 椎动脉   6. 骶棘肌

7. 颈半棘肌   8. 头半棘肌   9. 头夹肌   10. 小菱形肌   11. 斜方肌   12. 肩胛提肌

13. 头最长肌   14. 后斜角肌   15. 中斜角肌   16. 前斜角肌   17. 头长肌   18. 颈长

肌   19. 胸锁乳突肌   20. 甲状舌骨肌   21. 肩胛舌骨肌   22. 颈阔肌   23. 胸骨舌骨

肌   24. 声带肌

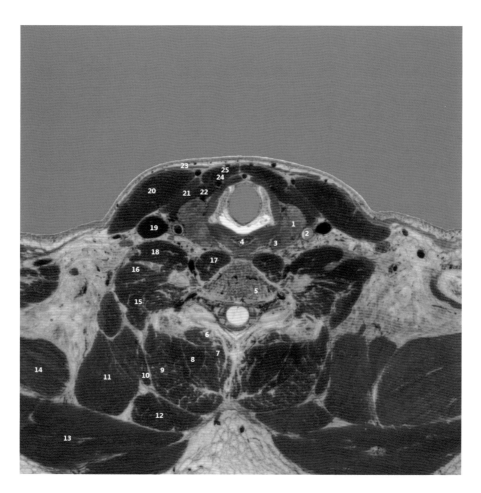

图 13　第 7 颈椎平面

1. 甲状腺　2. 颈总动脉　3. 甲状旁腺　4. 食管　5. 第 7 颈椎　6. 骶棘肌　7. 颈半棘肌　8. 头半棘肌　9. 头夹肌　10. 上后锯肌　11. 肩胛提肌　12. 小菱形肌　13. 斜方肌　14. 冈上肌　15. 后斜角肌　16. 中斜角肌　17. 颈长肌　18. 前斜角肌　19. 颈内静脉　20. 胸锁乳突肌　21. 肩胛舌骨肌　22. 甲状舌骨肌　23. 颈阔肌　24. 胸骨甲状肌　25. 胸骨舌骨肌

三、喉部 CT 解剖

见图 14~图 19。

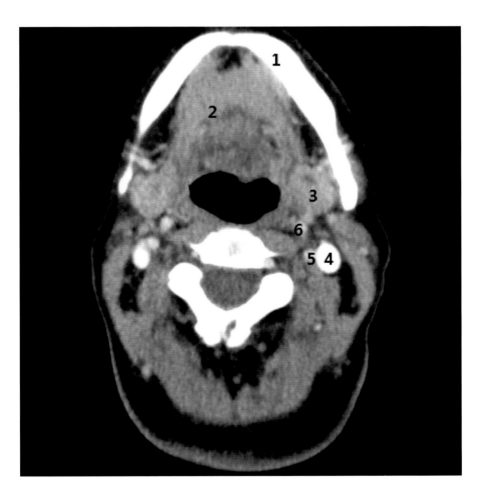

图 14 下颌骨层面

1. 下颌骨 2. 舌 3. 颌下腺 4. 颈内静脉 5. 颈内动脉 6. 颈外动脉

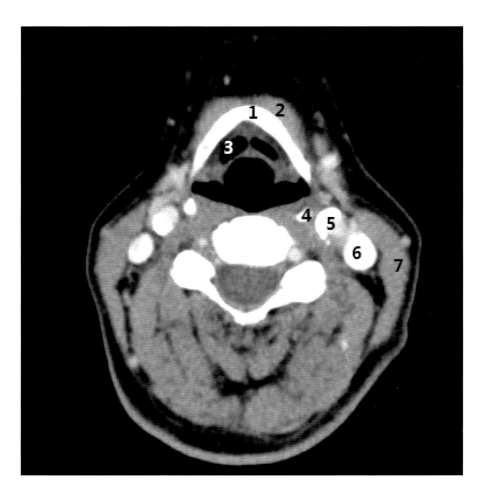

图 15　舌骨层面

1. 舌骨　2. 颈前带状肌　3. 会厌谷　4. 甲状软骨上角

5. 颈总动脉　6. 颈内静脉　7. 胸锁乳突肌

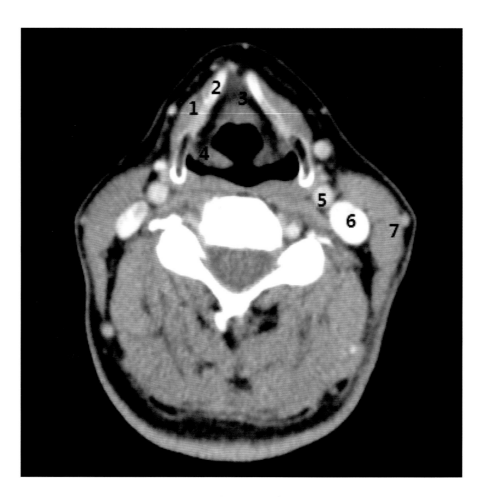

图 16　杓会厌皱襞层面

1. 颈前带状肌　2. 甲状软骨　3. 会厌前间隙　4. 杓会厌皱襞

5. 颈总动脉　6. 颈内静脉　7. 胸锁乳突肌

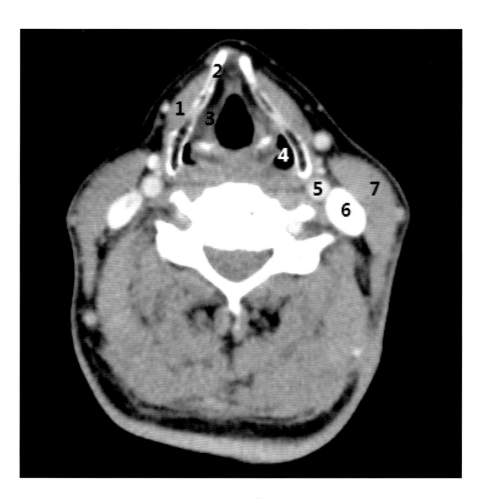

图 17　室带层面

1. 颈前带状肌　2. 甲状软骨　3. 室带　4. 梨状窝　5. 颈总动脉

6. 颈内静脉　7. 胸锁乳突肌

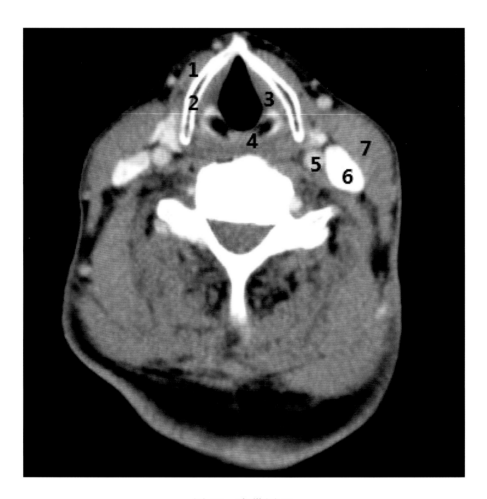

图 18　声带层面

1. 颈前带状肌　2. 甲状软骨　3. 声带　4. 杓状软骨

5. 颈总动脉　6. 颈内静脉　7. 胸锁乳突肌

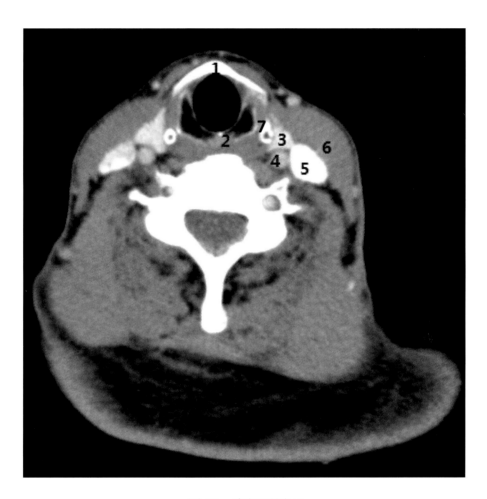

图 19　声门下层面

1. 甲状软骨　2. 环状软骨　3. 甲状腺　4. 颈总动脉

5. 颈内静脉　6. 胸锁乳突肌　7. 甲状软骨下角

四、颈部淋巴结分区

（一）美国头颈学会 2002 年版

这个版本由屠规益教授于 2004 年大连会议介绍给国内同行，是我国目前使用最广泛的版本。

Ⅰ区（Level Ⅰ）：包括颏下及下颌下区的淋巴结群，又分为 A（颏下）和 B（下颌下）两区。

Ⅱ区（Level Ⅱ）：前界为茎突舌骨肌，后界为胸锁乳突肌后缘上 1/3，上界为颅底，下界为平舌骨下缘。主要包括颈深淋巴结群上组。以在该区中前上行向后下的副神经为界分为前下的 A 区和后上的 B 区。

Ⅲ区（Level Ⅲ）：前界为胸骨舌骨肌外缘，后界为胸锁乳突肌后缘中 1/3，下界为肩胛舌骨肌与颈内静脉交叉平面（环状软骨下缘水平），上接Ⅱ区，下接Ⅳ区。主要包括肩胛舌骨肌上腹以上的颈深淋巴结群中组。

Ⅳ区（Level Ⅳ）：为Ⅲ区向下的延续，下界为锁骨上缘，后界为胸锁乳突肌后缘下 1/3 段。主要包括颈深淋巴结群下组。

Ⅴ区（Level Ⅴ）：即颈后三角区及锁骨上区。前界邻接Ⅱ、Ⅲ、Ⅳ区后界，后界为斜方肌前缘。以环状软骨下缘平面（即Ⅲ、Ⅳ区分界）分为上方的 A 区（颈后三角区）和下方的 B 区（锁骨上区）。包括颈深淋巴结副神经链和锁骨上淋巴结群。

Ⅵ区（Level Ⅵ）：带状肌覆盖区域，上界为舌骨下缘，下界为胸骨上缘，两侧颈总动脉为两边界，包括内脏旁淋巴结群。

（二）美国头颈学会 2008 年版更新

1. ⅡA 区与ⅠB 区的解剖学分界−茎突舌骨肌改为颌下腺后缘。

2. Ⅲ、Ⅳ区与Ⅵ区的解剖学分界——胸锁乳突肌改为颈总动脉。

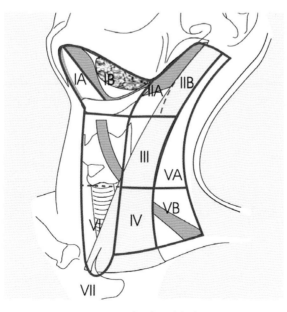

图 20　颈部淋巴结分区

3. 不建议用目前已经使用广泛的"Ⅶ区淋巴结"这个词，因为它已经在颈部以外了。如果实在要用，指的是无名动脉至胸骨上切记这一段的上纵隔淋巴结。

参 考 文 献

1. Robbins KT, Clayman G, Levine PA, et al. Neck dissection classification update: revisions proposed by the American Head and Neck Society and the American Academy of Otolaryngology-Head and Neck Surgery. Arch Otolaryngol Head Neck Surg, 2002, 128: 751-758.

2. Robbins KT, Shaha AR, Medina JE, et al. Consensus statement on the classification and terminology of neck dissection. Arch Otolaryngol Head Neck Surg, 2008, 134: 536-538.

五、颈清扫术的分类

颈清扫术分类方法较多，按手术适应证分为选择性颈清扫术（elective neck dissection）及治疗性颈清扫术（radical neck dissection）；按手术切除组织分为全颈清扫术（comprehensive neck dissection）及改良性颈清扫术（modified neck dissection）；按手术切除区域分为全颈清扫术、分区性颈清扫术（selective neck dissection）及扩大颈清扫术（extended radical neck dissection）。目前临床应用多趋向如下分类。

1. **全颈清扫术**　切除包括胸锁乳突肌、肩胛舌骨肌、颈内静脉和副神经、颈外静脉等在内的颈部Ⅰ～Ⅴ区的所有淋巴结及结缔组织。

2. **改良性颈清扫术**　是在清除颈部Ⅰ～Ⅴ区所有淋巴结的基础上，保留胸锁乳突肌、颈内静脉、副神经三个结构中一个或多个结构，并根据被保留的结构而进行命名，如保留颈内静脉，则命名为保留颈内静脉的改良性颈清扫术。

3. 择区性颈清扫术　根据原发癌淋巴结转移部位进行分区性颈清扫术。所有分区性颈清扫均常规保留胸锁乳突肌、颈内静脉及副神经。这一手术方式尤其适合于 cN0 的患者。

（1）上颈清扫术（Ⅱ区）：切除颈内静脉上组淋巴结，多见于鼻咽癌颈淋巴结转移者。

（2）肩胛舌骨肌上颈清扫术（Ⅰ~Ⅲ区）：切除颏下、颌下淋巴结及颈内静脉上、中组淋巴结。

（3）颈侧清扫术（Ⅰ~Ⅳ区）：切除颏下、颌下及颈内静脉上、中、下组淋巴结。

（4）颈前清扫术（Ⅵ区）：切除喉前、气管前、气管旁、甲状腺周围淋巴结。

（5）颈侧后清扫术（Ⅱ~Ⅴ区）：切除颈内静脉上、中、下组及颈后三角淋巴结。

4. 扩大颈清扫术　切除范围超出了根治性颈清扫术的范围，包括切除根治性手术不清扫的淋巴结（如咽旁及上纵隔气管旁淋巴结）及颈部结构组织（如颈内动脉、舌下神经、迷走神经等）。

参　考　文　献

1. Robbins KT, Clayman G, Levine PA, et al. Neck dissection classification update：revisions pro-

posed by the American Head and Neck Society and the American Academy of Otolaryngology-Head

and Neck Surgery. Arch Otolaryngol Head Neck Surg，2002，128：751-758.

2. Robbins KT，Shaha AR，Medina JE，et al. Consensus statement on the classification and termi-

nology of neck dissection. Arch Otolaryngol Head Neck Surg，2008，134：536-538.

3. 韩德民，房居高，倪鑫. 同仁头颈外科手册. 北京：人民卫生出版社，2008，361-379.

六、美国癌症联合会（AJCC）2010 年
第七版喉癌 TNM 分期

（一）喉的分区

1. 声门上区　分为两个亚区：①喉上部（包括边缘区）：上部（舌骨上）会厌（包括会厌尖、舌面和喉面）、杓会厌襞、杓会厌襞喉面、杓状软骨；②声门上部（不包括喉上部）：下部（舌骨下）会厌喉面、室带、喉室。

2. 声门区　声带、前联合、后联合。

3. 声门下区。

（二）喉癌 TNM 分期

表 1　喉癌 TNM 分期

原发肿瘤（T）		
Tx		原发肿瘤不能评估
T0		无原发肿瘤证据
Tis		原位癌
声门上型	T1	肿瘤局限在声门上的 1 个亚区，声带活动正常
	T2	肿瘤侵犯声门上 1 个以上相邻亚区，侵犯声门区或声门上区以外（如舌根、会厌谷、梨状窝内侧壁的黏膜），无喉固定
	T3	肿瘤局限在喉内，有声带固定和（或）侵犯任何下述部位：环后区、会厌前间隙、声门旁间隙和（或）甲状软骨内板
	T4a	**中等晚期局部疾病** 肿瘤侵犯穿过甲状软骨和（或）侵犯喉外组织（如气管、包括深部舌外肌在内的颈部软组织、带状肌、甲状腺或食管）
	T4b	**非常晚期局部疾病** 肿瘤侵犯椎前筋膜，包绕颈动脉或侵犯纵隔结构

续　表

声门型	T1	肿瘤局限于声带（可侵犯前联合或后联合），声带活动正常
	T1a	肿瘤局限在一侧声带
	T1b	肿瘤侵犯双侧声带或前联合
	T2	肿瘤侵犯至声门上和（或）声门下区，和（或）声带活动受限
	T3	肿瘤局限在喉内，伴有声带固定和（或）侵犯声门旁间隙，和（或）甲状软骨内板
	T4a	**中等晚期局部疾病** 肿瘤侵犯穿过甲状软骨和（或）侵犯喉外组织（如气管、包括深部舌外肌在内的颈部软组织、带状肌、甲状腺或食管）
	T4b	**非常晚期局部疾病** 肿瘤侵犯椎前筋膜，包绕颈动脉或侵犯纵隔结构
声门下型	T1	肿瘤局限在声门下区
	T2	肿瘤侵犯至声带，声带活动正常或活动受限
	T3	肿瘤局限在喉内，伴有声带固定
	T4a	**中等晚期局部疾病** 肿瘤侵犯环状软骨或甲状软骨和（或）侵犯喉外组织（如气管、包括深部舌外肌在内的颈部软组织、带状肌、甲状腺或食管）
	T4b	**非常晚期局部疾病** 肿瘤侵犯椎前间隙，包绕颈动脉或侵犯纵隔结构

区域淋巴结（N）*	
Nx	区域淋巴结不能评估
N0	无区域淋巴结转移
N1	同侧单个淋巴结转移，最大径≤3cm
N2	同侧单个淋巴结转移，3cm<最大径≤6cm；或同侧多个淋巴结转移，最大径≤6cm； 或双侧或对侧淋巴结转移，无最大径>6cm
N2a	同侧单个淋巴结转移，3cm<最大径≤6cm
N2b	同侧多个淋巴结转移，最大径≤6cm
N2c	双侧或对侧淋巴结转移，最大径≤6cm
N3	转移淋巴结最大径>6cm
*注释：Ⅶ区转移也被认为是区域淋巴结转移	
远处转移（M）	
M0	无远处转移
M1	有远处转移
解剖分期/预后分组	
0 期	TisN0M0
Ⅰ期	T1N0M0
Ⅱ期	T2N0M0
Ⅲ期	T3N0M0；T1N1M0；T2N1M0；T3N1M0
ⅣA 期	T4aN0M0；T4aN1M0；T1N2M0；T2N2M0；T3N2M0；T4aN2M0

续　表

ⅣB 期	T4b 任何 NM0；任何 TN3M0
ⅣC 期	任何 T 任何 NM1
组织学分级（G）	
Gx 级别无法评估；G1 高分化；G2 中分化；G3 低分化；G4 未分化	

注意：

1. 此分期仅为上皮来源的癌分期，不包括非上皮性肿瘤，如淋巴组织、软组织、骨和软骨的肿瘤。

2. 此分期没有将贯声门型/跨声门型喉癌（transglottic tumor）收录在内。原因一是目前的喉癌分型是以解剖部位制定的，而贯声门型是原发于喉室，与声门上、声门、声门下无法并列；原因二是因为贯声门型喉癌要侵犯两个以上的解剖区域，因此不可能有 T1 病变，分期如何确定是个问题；问题三是贯声门型喉癌与声门上型喉癌或声门型喉癌侵犯声门旁间隙有时很难区分开。

参 考 文 献

韩德民. 耳鼻咽喉头颈外科学（第 2 版）. 北京：北京大学出版社，2013，316-317.

七、喉癌手术历史简介

喉癌手术的历史可以追溯到 19 世纪中叶,那时虽然麻醉药、气管插管、输血及抗生素都还没有出现,但外科先驱们仍然对喉癌手术治疗进行了积极探索。

(一) 喉裂开及全喉切除术

在 1851 年,美国纽约的 Gurdon Buck 医生为一位 51 岁妇女完成了第 1 例喉裂开术,这位患者的失音病史长达 1 年之久,手术后患者活了 15 个月。1867 年美国费城的 Solis-Cohen 医生通过喉裂开切除了 1 例喉癌病变组织。虽然波兰医生较早的用波兰文报道了喉全切除术,但目前普遍认为第 1 例针对喉癌的喉全切除术是 1873 年由奥地利的 Theodore Billroth 医生完成的。患者是一位 36 岁的宗教讲师,患的是声门下型喉癌。该患者于当年的 11 月 27 日行喉部分切除术,可惜的是患者病情很快就复发了,同年 12 月 31 日,Billroth 医生给他做了个全喉切除手术，手术经历2个多小时。1874年3月3日患者痊愈出院。不幸的是，手术后7个月患者再因病情复发和肿瘤转移死亡。1874年4月，在德国外科医师学会第三次会议上，Billroth的助手Gussenbauer报告了这例手术的经验，论文的题目是"第1例在人身上施行的喉切除术，手术者Theodore Billroth，以及人工喉的应用"。1875年由意大利都灵的Enrico Bottini医生完成1例成功的喉全切除术。患者罹患的是喉肉瘤，手术后存活了15年。1892年，Solis-Cohen医生首次报告了2例喉裂开手术，患者存活20余年，没有复发。

尽管有成功的病例，但是，在整个19世纪，喉切除术的治疗效果是不理想的，甚至是灾难性的。分块切除和术中、术后比较严重的并发症（严重的出血、败血症、咽瘘、纵隔感染、肺炎、死亡等）使得喉癌手术受到当时很多外科先驱的非议。最初的喉全切除术因为不能有效地分离呼吸道与消化道，误吸、肺炎和死亡病例屡见不鲜。美国的Solis-Cohen医生和欧洲的Gluck医生首次主张将气管缝合到颈部皮肤，成功地避免了致命的误吸。这项改进加上麻醉技术、更加谨慎地选择患者以及术后护理的进步，到20世纪早期，喉全切除术后的死亡率由19世纪末的50%显著下降。

（二）喉功能保留手术

尽管喉癌喉全切除手术成功率很高，但是对于早期喉癌喉全切除似乎没有必要。Tucker和Smith系统地研究了喉的发育过程，Pressman通过向机体打染料及放射性核素的方法观察了喉的解剖分区，这些为研究喉癌的转移规律提供了坚实的基础。

1. **喉垂直部分切除术** 1878 年，奥地利 Billroth 医生在第 1 例喉全切除术 5 年之后又完成了第 1 例喉垂直部分切除术。Billroth 医生的学生 Gluck 进一步发展了这一术式，但是他们缺乏对喉癌发病规律深刻的认识，也缺乏喉部分切除术后合适的修复方法，因此该术式没有得到广泛的推广。现代的用于治疗声门型喉癌的喉垂直部分切除术是在第二次世界大战以后发展起来的。1958 年，Norris 介绍了扩大的喉额侧部分切除术，他垂直切除一部分甲状软骨以切除跨越前联合的肿瘤。在重建方法方面，Goodyear 医生在 1949 年介绍了扩张子的应用，Figi 医生介绍了皮肤移植，Meurman 医生介绍了皮瓣的使用，Som 医生则介绍了应用梨状窝黏膜修复创面，Tucker 医生则创建了会厌下移的喉重建方法，比较简便易行。随着对前联合、对侧及声门下病变处理发展，喉垂直部分切除术在 20 世纪中晚期发展到顶峰。目前，喉垂直部分切除手术的术式及修复方法多种多样，主要根据术者的熟练程度而定，只要能彻底切除病变，最大限度地保留喉功能，都是可以选择的术式。

2. **喉声门上水平部分切除术** 1913 年，Trotter 曾介绍过一种咽侧切开进路以切除喉上部肿瘤的手术，后被引进到南美并被发扬光大。1939 年，乌拉圭的 Justo M. Alonso 医生最早做喉声门上水平部分切除术，被誉为"喉声门上水平部分切除术之父"。1946 年，Justo M. Alonso 医生在第一届全美耳鼻咽喉科和支气管食管会议上介绍了喉声门上水平部分切除术的手术方法和他的初步经验，这是喉部分切除术的重要进展，至今还在临床上应用。此外，Alejandro Agra、Jaime del Sel、Ries Centeno、Pietro Caliceti 等医生也分别报道过喉声门上水平部分切除术。

此后，Ogura、Som 和 Bocca 等医生都对喉声门上次全切除术和部分咽喉切除术做了改良。这些进步也使人们认识到：在喉癌高治愈率的情况下能够做到最大限度地保留喉功能。

1965 年，Ogura 医生等介绍了喉 3/4 切除术，也称为扩大的声门上喉切除术，费声重教授在国内首先开展此项手术。但是这种手术方法需要严格选择患者，还要求有相当高的经验，手术后容易发生误咽、肺炎等并发症，甚至死亡，因此该术式未能得到广泛的应用。

3. 喉环状软骨上部分切除术　1959 年 Majer 和 Rieder 等医生首先介绍了喉环状软骨上部分切除，环状软骨、舌骨、会厌吻合术（crico-hyoido-epiglot-topexia，CHEP），如果会厌受侵，则行环状软骨舌骨吻合术（crico-hyoido-pexia，CHP）。这个手术很快变在欧洲特别是法国开始流行。20 世纪八九十年代被人引进到国内也很快开始流行起来。CHEP、CHP 的特点是喉功能保留率、拔管率都很高。

（三）喉癌的经口切除

1886 年，Fraenkel 医生发表了第一篇经口切除早期声门癌作为唯一治疗手段的论文。该患者术后因为复发接受了颈清扫及多次修正性手术，尽管可能不符合肿瘤学原则，但是患者的生存时间超过了 5 年。此后，经口切除肿瘤很少有人采用。直到 1960 年，美国新奥尔良的 Scalco 医生等将直达喉镜及手术显微镜引入喉癌手术，经口切除喉部肿瘤才重新引起人们的关注。美国的 Jako、欧洲的

Kleinsasser 医生几乎同时但是分别独立地发展了显微喉镜技术、器械和方法，并且通过讲授使这项技术得以普及。值得提出的是，Kleinsasser 医生撰写的著作是这一领域的标志。

1972 年，Jako、Strong 等发表了将 CO_2 激光与手术显微镜结合治疗喉癌的著名报告。今天，经口 CO_2 激光 T1 声带癌的切除活检术已经成为广泛接受的技术。此后，较多学者特别是欧洲学者发现经口 CO_2 激光分块切除喉癌尽管与 en bloc 原则不符，但是并不会引起肿瘤的种植或转移，手术效果与相似病变采用放疗和颈外部进路手术的效果大致相当。也有较多的文章报道对于 T2 和 T3 的声门型喉癌经口支撑喉镜下的激光切除完全可以达到开放手术的 5 年生存率。国内北京同仁医院自 1992 年开始该项技术，迄今已经治疗 4000 多例患者，总体的 5 年生存率在 90%左右。并且，对于早期的声门上型喉癌的激光微创外科手术也有报道。

（四）颈部淋巴结的处理

从 20 世纪 40~50 年代美国纽约纪念 Sloan-Kettering 癌症中心的 Matin 医生推崇的根治性颈淋巴结清扫发展为现在的个性化颈淋巴结清扫。有淋巴结转移者，如果能保留副神经、颈内静脉、胸锁乳突肌等结构，也可以做改良根治性颈淋巴结清扫，如果没有临床可见的淋巴结转移，则选择择区性（或区域性）淋巴结清扫，一般清除 level Ⅱ~Ⅲ区或Ⅱ~Ⅳ区，最大限度地清除了病变的同时保留了功能。

参 考 文 献

1. Fedito A, Silver CE, zeitels SM, et al. Evolution of laryngeal cancer surgery. Acta Otolaryngol, 2002, 122 (6): 665-672.

2. Genden EM, Ferlito A, Silver CE, et al. Evolution of the management of laryngeal cancer, Oral Oncol, 2007, 43 (5): 431-439.

八、典型病例病情摘要

患者，男性，53 岁。因间断咽痛半年，加重伴异物感 1 个月入院。

现病史：患者半年前着凉后出现咽痛，自服头孢类抗生素后略缓解。半年来，咽痛时有发生，并逐渐加重，无声嘶、异物感、咳嗽、咳痰、呼吸困难及吞咽困难等不适。1 个月前又出现咽异物感，说话含物音，就诊于当地医院。喉镜检查发现会厌肿物，建议手术。为求进一步治疗来我院就诊。患者发病来精神状态可，食睡及二便正常。

既往史：体健，无家族遗传性疾病病史，吸烟 20 年，20 支/日。

专科查体：会厌游离缘及喉面弥漫性隆起，表面欠光滑，双侧会厌谷变浅，舌根黏膜光滑（图 21）。双侧室带、声带及前联合表面光滑，双杓活动好，双侧梨状窝少量黏液，未见新生物。颈部未及明显肿大淋巴结。

颈部增强 CT（2014 年 6 月 23 日，北京安贞医院）：会厌弥漫低密度影，增强后有不均匀强化，双侧室带、声带、会厌前间隙、声门旁间隙未见异常占位，

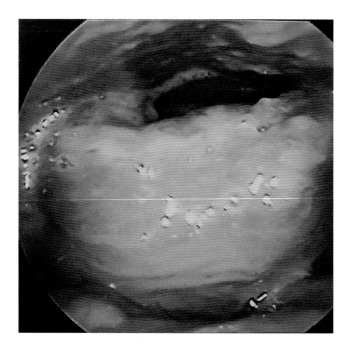

图 21　喉镜检查

双侧颈部未及明显转移淋巴结（图 22）。

　　胸部 X 片及腹部超声均未见异常表现。

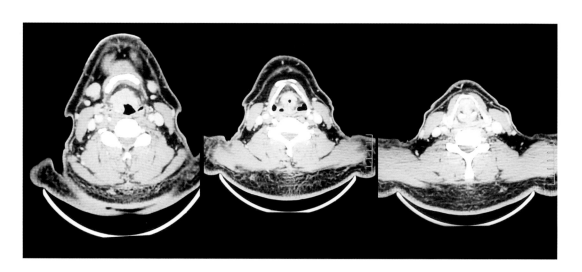

图 22　CT 检查

初步诊断：喉癌（声门上型，T2N0M0）

入院后行各项化验检查，未见全麻手术禁忌。于 2014 年 7 月 1 日全麻下行支撑喉镜下取病理，术中冰冻为中分化鳞状细胞癌，右侧Ⅱa区淋巴结未见转移癌（0/10），遂给予双颈 level Ⅱ、Ⅲ区淋巴结清扫术+气管切开术+喉声门上水平部分切除术（详见手术步骤）。手术顺利，术后患者安返病房，术后病理回报为中分化鳞癌，局部浸润甲状软骨内板，左侧Ⅱa区淋巴结未见转移癌（0/12），Ⅱb区淋巴结未见转移癌（0/2），Ⅲ区淋巴结未见转移癌（0/6），右侧Ⅱa区淋巴结未见转移癌（0/10），Ⅱb区淋巴结未见转移癌（0/3），Ⅲ区淋巴结未见转移癌（0/8）。

出院诊断：喉癌（声门上型，T3N0M0）

九、颈部淋巴结清扫术+气管切开术+ 喉声门上水平部分切除术

（一）颈部淋巴结清扫术（双侧 level Ⅱ、Ⅲ区淋巴结清扫术）

1. **体位**　平卧，肩部垫高，头后仰并偏向对侧，床头向上倾斜 15°~20°。

2. **切口**　切口一般可设计为与颈部皮纹一致的 U 形切口。如果术中需要清扫Ⅳ区，也可以做 H 形切口（图 23、图 24）。切口底部为环甲膜水平，两侧沿胸锁乳突肌走行，上至下颌角水平后方 2cm 左右。

3. **分离皮瓣**　切开皮肤、皮下组织及颈阔肌，紧贴颈阔肌深面翻起切口皮瓣，自下而上分离皮瓣。胸锁乳突肌上段表面，有由后下向前上走行的耳大神经，其前方有与之平行走行的颈外静脉，锐性分离中应注意保护。在下颌骨下缘的下方 2cm 内，特别是颌下腺表面有由后水平向前走行的面神经下颌缘支，应

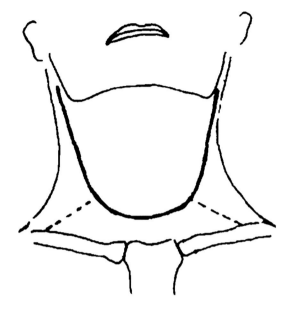

图 23　U 形切口图

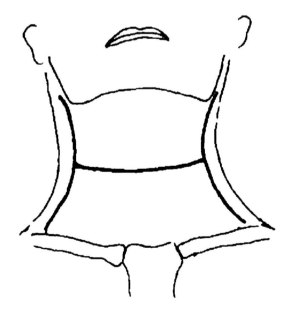

图 24　H 形切口

避免损伤。皮瓣一般游离至舌骨上缘、下颌骨下缘下 2cm、腮腺下极；不要翻起
颈前带状肌和胸锁乳突肌的肌筋膜。手术区暴露应包括同侧带状肌、颌下三角、
胸锁乳突肌、腮腺尾部（图 25）。

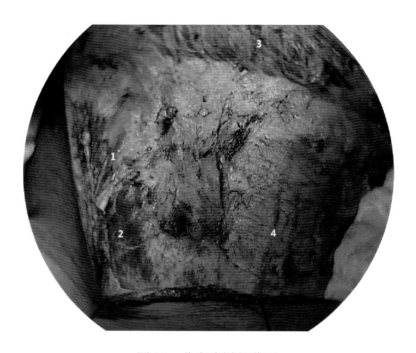

图 25　分离皮瓣的范围

1. 颈外静脉　2. 胸锁乳突肌　3. 颈阔肌　4. 颈前浅静脉

4. 解剖胸锁乳突肌　用血管钳或无齿镊夹住胸锁乳突肌表面筋膜，向外侧
牵引，助手牵拉对侧颈部筋膜，于胸锁乳突肌表面间隙内将胸锁乳突肌与深面及
内侧颈部结构锐性分离，在胸锁乳突肌中上 1/3 交界水平，肌肉宽度的前中 1/3
处，有胸锁乳突肌的第一肌门的血管进入肌肉，动脉来自甲状腺上动脉的分支，

静脉汇入甲状腺上静脉或面总静脉，对这些小的穿支血管，可直接钳夹后用单极电凝或双极电凝，或结扎切断（图26）。向上解剖胸锁乳突肌的深面至二腹肌的水平，向下解剖至肩胛舌骨肌下方。至此，胸锁乳突肌深面的Ⅱ区、Ⅲ区完全暴露，下起肩胛舌骨肌，上至二腹肌，前到颈前带状肌外缘，后到胸锁乳突肌后缘的范围（图27）。

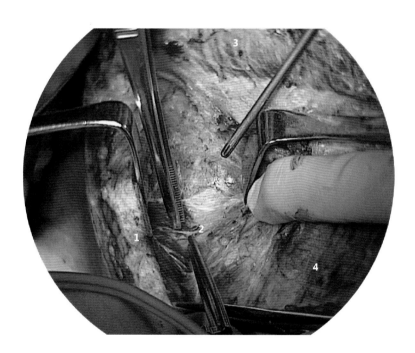

图26　双极电凝凝闭滋养胸锁乳突肌的小血管

1. 胸锁乳突肌　2. 胸锁乳突肌滋养血管

3. 颈阔肌　4. 带状肌表面颈前浅静脉

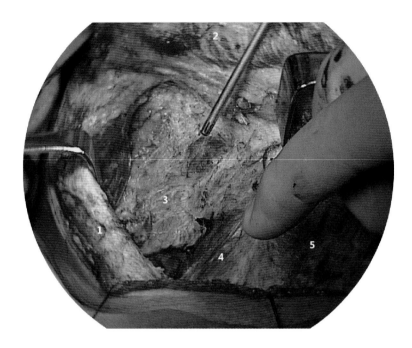

图 27　分离胸锁乳突肌，暴露Ⅱ、Ⅲ区

1. 胸锁乳突肌　2. 颈阔肌　3. 颈内静脉

4. 肩胛舌骨肌　5. 带状肌表面颈前浅静脉

　　5. 解剖副神经　由胸锁乳突肌前缘始，向深面沿胸锁乳突肌筋膜解离至肌肉后缘。在靠近胸锁乳突肌前缘上端时，应注意辨认颈外静脉及耳大神经，如颈外静脉向前上走行的位置较低，可予以切断结扎，尽量不切断耳大神经。胸锁乳突肌上端解离至腮腺下极的后方，以便于充分暴露 Level Ⅱb 区和副神经，进行 Level Ⅱb 区的清扫。助手以甲状腺拉钩向后牵拉胸锁乳突肌，用示指在胸锁乳突上段肌深面，颈内静脉的外侧触摸，可感觉到琴弦样张力的副神经，以血管钳沿副神经走行纵向分离暴露之，其表面可能会有伴行血管，可用双极电凝处理，单极电凝容易引起神经刺激导致胸锁乳突肌的肌肉收缩，将电刀弹向颈血管鞘引起损伤（图 26）。

6. **切开颈动脉鞘并离断下界与外侧界淋巴脂肪组织**　从肩胛舌骨肌横过颈内静脉处，在颈内静脉的外缘，助手提起外侧软组织，术者提起颈内静脉，沿颈内静脉外侧缘，由下向上开始切开颈动脉鞘，约 3cm，以单极电刀沿颈内静脉的外侧缘向深面解离至颈深筋膜深层（斜角肌前筋膜）的表面，一般不要切开这层筋膜，除非有转移的淋巴结粘连；这时可以看见在斜角肌前筋膜深面的膈神经，慎勿损伤。沿肩胛舌骨肌上缘由前向后切断该区域的淋巴脂肪组织，至胸锁乳突肌后缘转向上，在前中后斜角肌表面向上解离，至二腹肌后腹水平。在切开肩胛舌骨肌上的脂肪时，也可以用超声刀，以减少脂肪的出血。将颈总动脉、迷走神经和颈内静脉与表面的筋膜和脂肪组织分离。颈内静脉的各个属支应靠近主干分别结扎（图 28）。

7. **解离颈内静脉内侧的脂肪软组织**　在颈内静脉的内侧，颈前带状肌的外侧，从肩胛舌骨肌上缘开始，由下而上解剖，在该区域的下端，有胸锁乳突肌第二肌门的血管，应予在靠近主干血管处结扎。再向上解离，其深面即是甲状腺上血管，在甲状腺上动脉的表面向上解剖，至颌下腺下表面，转向后，绕过面总静脉至颈内静脉，如果有肿大淋巴结，也可以结扎面总静脉。这时将颌下腺向上牵拉，暴露二腹肌，沿二腹肌表面由前向后切开筋膜，将颈内静脉前的软组织翻向静脉外侧。在颈内静脉与颈内动脉之间有舌下神经由后外向前内走行，避免损伤（图 29、图 30）。

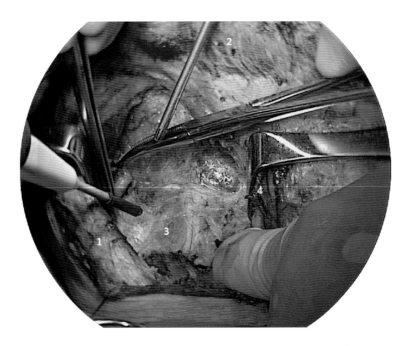

图 28 肩胛舌骨肌上方切断颈内静脉表面及外侧的淋巴脂肪组织

1. 胸锁乳突肌   2. 颈阔肌   3. 颈内静脉   4. 带状肌外侧缘

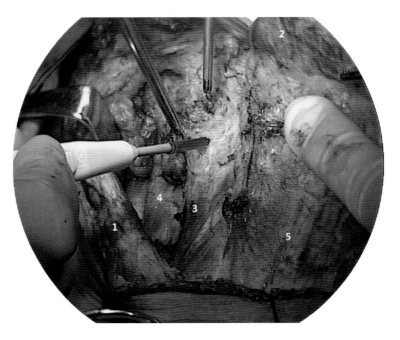

图 29 带状肌外侧、二腹肌下方切断颈内静脉外侧脂肪组织

1. 胸锁乳突肌   2. 颈阔肌   3. 肩胛舌骨肌   4. 颈内静脉   5. 颈前静脉

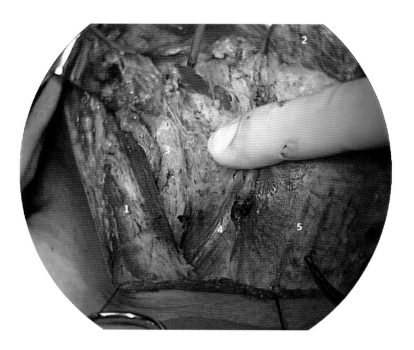

图 30　带状肌外侧、二腹肌下方切断颈内静脉外侧脂肪组织

1. 胸锁乳突肌　2. 颈阔肌　3. 颈内静脉　4. 肩胛舌骨肌　5. 颈前静脉

8. 清除 level Ⅱ区、Ⅲ区淋巴结及脂肪组织　将颈内静脉前方的软组织翻向颈内静脉侧后，沿颈内静脉的后缘锐性切开，向后解离，先从二腹肌向下，适当解离，以爱丽丝钳（鼠齿钳）或无损镊子轻轻牵开副神经，将组织由上向下，由内向外切除，注意勿损伤副神经、颈丛神经和膈神经。在颈丛神经表面将 level Ⅱ区、Ⅲ区淋巴结及脂肪组织整块切除。应注意颈丛神经间隙中不要有残留的脂肪组织和淋巴结（图 31、图 32）。

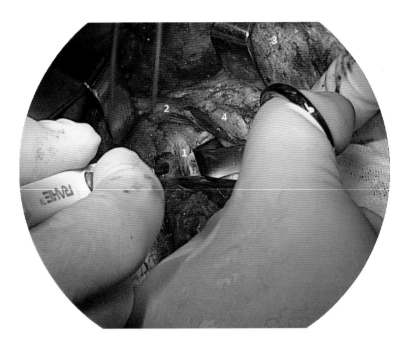

图 31　以爱丽丝钳向下轻轻牵拉副神经，充分暴露 Level Ⅱb 区淋巴结

1. 副神经　2. 二腹肌　3. 颈阔肌　4. 颌下腺

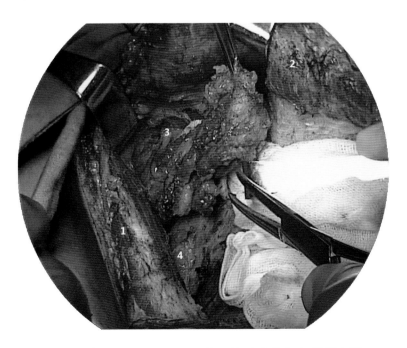

图 32　将 level Ⅱ区、Ⅲ区淋巴结及脂肪组织整块切除

1. 胸锁乳突肌　2. 颈阔肌　3. 副神经　4. 颈内静脉

9. **检查创面**   创面止血，检查副神经、舌下神经、膈神经等是否完整，肩胛舌骨肌处有无乳糜漏或淋巴漏；此时即完成侧颈部淋巴结清扫。

（二）气管切开术

1. **切口**   在环状软骨与胸骨上切迹的中点，沿皮纹横行切开 3~4cm，依次切开皮肤、皮下组织，至带状肌表面（图 33）。

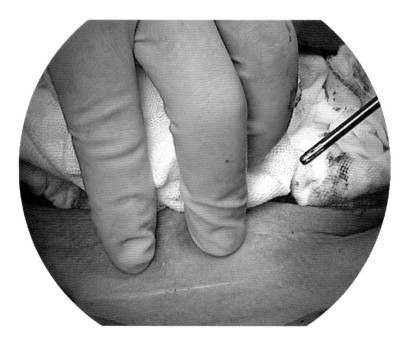

图 33   颈部沿皮纹横切口

2. **分离皮瓣**   再向上游离皮瓣 1~2cm，向下游离皮瓣 2~3cm，上下拉钩牵开（图 34）。

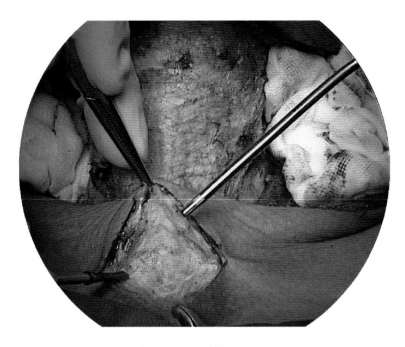

图 34　上下翻起皮瓣

3. 分离两侧带状肌　沿颈前正中的颈白线电刀锐性切开 3~4cm，至甲状腺表面或气管前软组织表面；中弯钳在胸骨甲状肌与甲状腺之间上下分离，植入拉钩向两侧牵拉（图 35）。

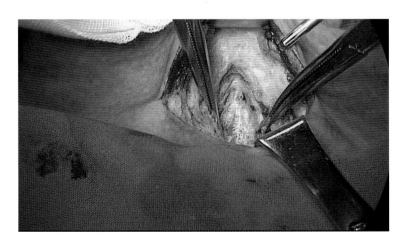

图 35　切开颈白线 3~4cm

4. **暴露气管**　充分暴露甲状腺峡部，在甲状腺峡部的下缘，气管前方中线处，以单极电凝点状烧灼气管前筋膜，然后用血管钳沿烧灼的点，在气管前筋膜的深面上下分离，置入拉钩，向两侧外上牵拉，注意两侧力量一致，即可暴露2~4环的气管（图36）。

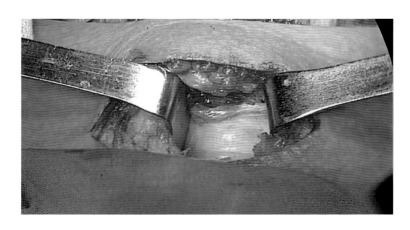

图 36　牵拉甲状腺，暴露气管

5. **切开气管**　在3~4环之间横行切开气管1~1.5cm，然后在切开的两端向下剪开第3、4环（视患者颈部的长短和手术的方式而定），形成一个蒂在下方的舌形瓣，以小圆针将气管的舌形瓣缝合于切口下方的皮下组织。将缝线头留3~4cm长，以便换管时牵拉（图37）。

6. **放入套管**　置入麻醉插管，完成气管切开（图38）。

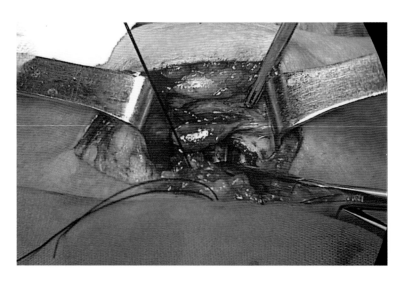

图 37 切开气管环，舌形瓣与颈前下方的软组织固定

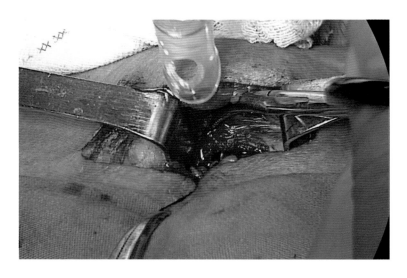

图 38 置入麻醉插管

7. 切口处理　仔细检查切口，如有血管出血，应予以结扎止血。如切口过长可于套管上方用丝线缝合 1 针，但不宜缝合过紧。手术结束后放一块开口纱布垫于气管套管周围覆盖切口。

（三）喉声门上水平部分切除术

1. 切断附着于舌骨上下的肌肉　如果术前 CT 显示肿瘤没有侵犯舌骨，可先将舌骨切除，便于切除标本。在环状软骨至舌骨间切开颈白线，暴露舌骨体处，紧贴舌骨下缘切断胸骨舌骨肌、甲状舌骨肌及肩胛舌骨肌等舌骨下肌群的附着处，随后紧贴舌骨上缘切断下颌舌骨肌、茎突舌骨肌、颏舌骨肌、二腹肌等舌骨上肌群的附着处，特别是在舌骨的外 1/3 上缘，有舌动脉由外向内上走行，二者相距 0.5~1.0cm，在处理该处的舌骨上肌肉群时，应紧贴舌骨膜，以免损伤舌动脉引起出血；对于有可疑舌骨侵犯，或肿瘤距离舌骨较近时，也可以先不切除舌骨，而将舌骨上肌肉群切断后，将其与肿瘤标本一起切除（图 39）。

2. 分离带状肌、切断部分咽下缩肌　切除舌骨后，将两侧胸骨舌骨肌及甲状舌骨肌一起，在甲状舌骨肌的深面，向下翻起解离，至甲状舌骨肌在甲状软骨的附着处，切断两侧咽下缩肌在甲状软骨上角及甲状软骨板后缘上 1/3 附着（图 40）。

3. 结扎喉上血管　甲状软骨上角的内侧，寻找辨认喉上血管神经束，给予分离结扎或超声刀切断。如果病变偏一侧，可以保留健侧的喉上神经喉内支，有

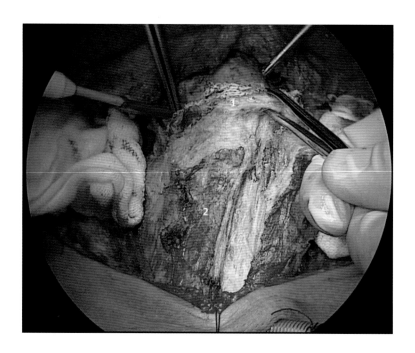

图 39　切断附着于舌骨上下的肌肉

1. 舌骨　2. 颈前带状肌

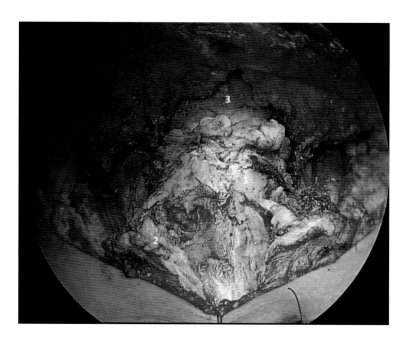

图 40　分离颈前带状肌

1. 甲状软骨　2. 离断的颈前带状肌　3. 舌根

助于术后喉功能的恢复（图 41）。

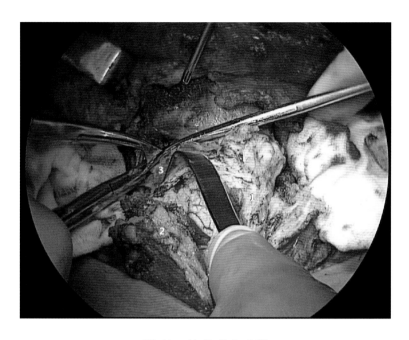

图 41   结扎喉上动脉

1. 甲状软骨   2. 离断的颈前带状肌   3. 喉上动脉

4. **剥离甲状软骨外膜**   沿甲状软骨上缘及外侧缘上部，切开甲状软骨外膜，并剥离至甲状软骨中部。游离甲状软骨上角，并将位于甲状软骨板内侧后上部的梨状窝组织从甲状软骨板上剥离（图 42）。

5. **进入喉腔**   在原舌骨的深面，于会厌前间隙组织上方，用电刀切开甲状舌骨膜、黏膜下层及黏膜，进入喉腔，从病变轻的一侧开始探查，直视下确保肿瘤安全切缘充分，由一侧切向对侧，将全部舌会厌谷黏膜切开，完全暴露会厌尖，用鼠齿钳在没有肿瘤的位置夹住会厌，切忌用力，否则易将会厌扯碎；将会厌向外拉出，以单极电刀或超声刀沿会厌两侧缘的外侧切开杓会厌襞的黏膜，暴

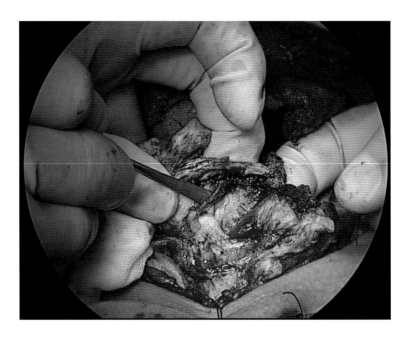

图 42　剥离甲状软骨外膜

露喉腔及喉咽腔。这时应仔细检查肿瘤的范围；如果会厌谷已有癌侵犯时，则采取梨状窝入路，应从癌瘤未侵犯或病变较轻侧进入。可以将一侧甲状软骨上角切除，在上角后方沿甲状软骨后缘纵行切开梨状窝外侧壁，探查病变（图 43）。

6. **检查并切除肿瘤**　将会厌充分暴露并拉出，此时可清楚地观察到声带以上的喉结构以及两侧梨状窝，根据癌病变的范围，决定切除的术式。如可以做喉声门上水平部分切除，可以先在两侧甲状软骨板后缘的中上 1/3 交界处，水平向前剪断甲状软骨板至甲状软骨前角或甲状软骨上切迹底部，一定注意剪开甲状软骨角的高度不能低于声带的前联合，以防前联合从甲状软骨内侧脱落造成声带松弛影响声门的闭合。从病变轻的一侧的构状软骨突上方，切断构会厌襞及室带的后端，沿喉室底向前切开至前联合上方的会厌根部，将同侧的会厌前间隙脂肪、

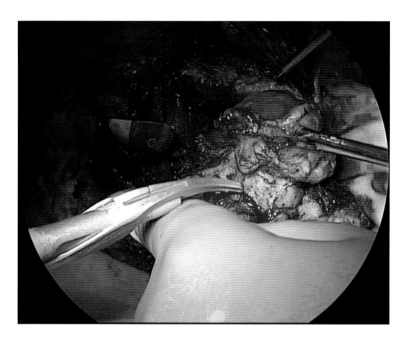

图 43   进入喉腔，探查肿瘤

切开的上 1/3 甲状软骨板一并切除，继而在前联合上方转向对侧；由前联合上方向后，沿喉室底向后，切除室带在内的声门上组织。

在切除肿瘤时，需要注意的是，尽量不切除声带前联合附着的甲状软骨板，保持声带的紧张度，以便保证术后声带的严密闭合，防止误咽；在杓状软骨突附近时，尽可能的多保留正常的组织，如能保留部分室带后段，术后也可以起到一定的防止误咽的作用（图44、图45）。

7. 检查切除肿瘤的范围   切除范围包括声门上的喉室、室带、前联合上方、杓状会厌襞、会厌、会厌前间隙、甲状软骨板的上 1/3，仔细检查标本的黏膜面切缘，然后沿肿瘤最大径横行和纵行十字剖开肿瘤，检查肿瘤在黏膜下的深切

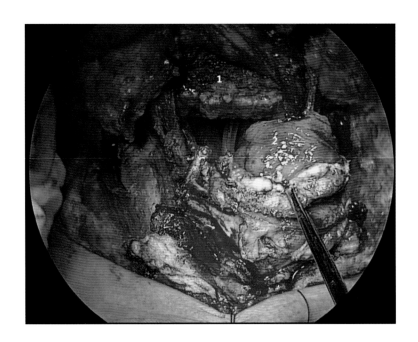

图 44   充分暴露肿瘤，看清肿瘤边界

1. 舌根   2. 会厌肿瘤

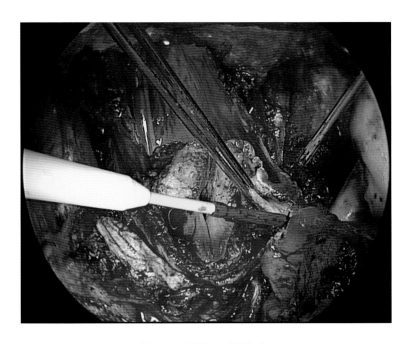

图 45   整块切除肿瘤

缘，同时用手触摸肿瘤的深部切缘，可疑处剖开检查，对有可疑的地方，对切除边缘行冰冻切片检查（注意接触肿瘤的器械不应继续用于手术，接触肿瘤的手套应予更换）。

8. 关闭喉腔创面 切除声门上部分喉以后，创面双极电凝止血，生理盐水或蒸馏水彻底冲洗创面至冲洗液清亮为止。

将同侧环后及梨状窝内侧壁的黏膜向喉腔牵拉，覆盖修复杓状软骨表面缺损，与室带后部及喉室后部的黏膜缝合（图46）。

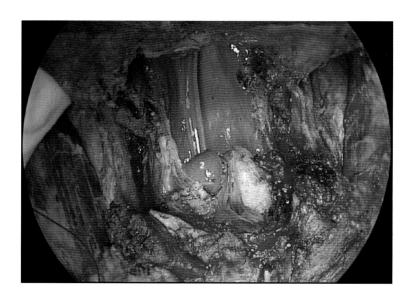

图 46 局部梨状窝黏膜覆盖杓状软骨创面

1. 杓状软骨 2. 环后及梨状窝黏膜

　　修剪两侧甲状软骨板的上缘，使之与声带的上表面在一水平，将预先向下剥离的甲状软骨外膜翻向喉腔覆盖甲状软骨的残端上缘，如果甲状软骨外膜较大，可适当修剪。将其与两侧声带上缘弧形的创面缝合固定（图 47）。

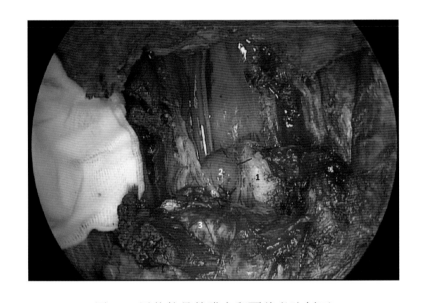

图 47　甲状软骨外膜内翻覆盖喉腔创面

1. 杓状软骨　2. 环后及梨状窝黏膜　3. 甲状软骨外膜

　　9. 关闭喉咽腔　撤垫肩，患者头部垫高，头向前微倾。用 1 号抗菌可吸收缝线从甲状软骨中或环甲膜上缘穿入下半喉甲状软骨板内面，并由上方穿出，缝线再穿过舌根中央黏膜缘内的肌层引出，一般上下缝合 4~5 针，上下缝线拉紧，使下半喉与舌根靠近打结，此时喉与舌根已闭拢，关闭喉咽腔。如果舌根两侧的黏膜还有漏孔，两侧可以再加 1~2 针（图 48）。

　　10. 放入引流管分层缝合　再次冲洗手术创面，对位缝合颈白线，将原已

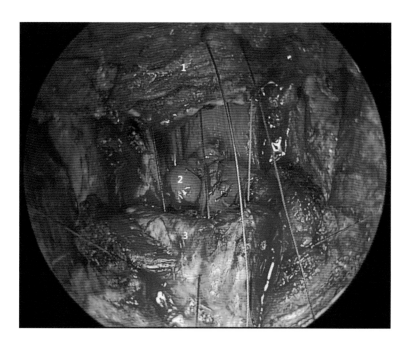

图 48　关闭咽喉腔

1. 舌根　2. 环后及梨状窝黏膜　3. 甲状软骨外膜

切开的舌骨上、下肌肉群相对应予以缝合，在双侧胸锁乳突肌深面及皮下放置负压引流管，再依次缝合颈阔肌、皮下组织及皮肤。这时应注意气管切开上方的带状肌的关闭，将气管切开上方的皮下与带状肌缝合 1~2 针，完全封闭分开切管切开口和喉手术的创面，以免术后气管痰液进入喉创面引起感染（图49）。

　　11. **安放气管套管**　麻醉清醒后，现在气管切开口的两侧各预置 1~2 针，取出麻醉导管，放入气管套管。套管两侧预置缝线打结关闭。

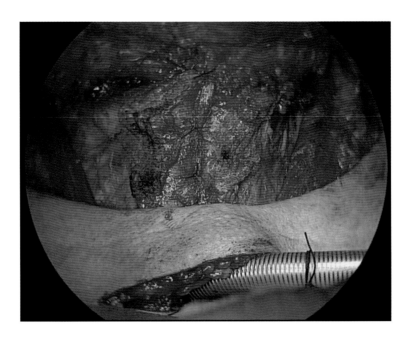

图 49　喉外肌上下缝合加固创面

　　术毕，再次检查负压引流管是否通畅或漏气；连接负压引流壶。吸引干净气管套管内的分泌物及血液。颈部给予加压包扎。

十、声门上水平喉部分切除术和颈清扫术的适应证、禁忌证、术后处理、并发症及处理

（一）手术适应证

1. 声门上型喉癌 T1 病变。

2. 声门上型喉癌 T2 病变向下未侵犯声带者。

3. 声门上型喉癌 T3 中，肿瘤侵犯会厌前间隙或甲状软骨上部有局灶性侵犯，但声门区、环后区均未受累及者。

（二）手术禁忌证

1. 癌瘤侵犯声带、杓状软骨、前联合及梨状窝。

2. 肿瘤广泛累及甲状软骨板或舌根。

3. 年龄大于 70 岁者（相对禁忌），体弱，严重心肺功能不良者。

（三）术后处理

1. **引流**　喉声门上型水平部分切除一般喉前放置 1 个负压引流管，每侧颈清扫术区各放置 1 个负压引流管，应注意观察引流物的性状及量。术后 24 小时内，负压引流管的引流量一般为 20~200ml，呈淡血性，放置后不凝固，如果术后引流管内没有引流，或引流极少，应检查引流管是否通畅。如果引流量超过 200ml，特别是浓血性，放置后凝固，应将切口敷料打开，检查有无活动性出血，如有活动性出血，观察 1~2 小时，如不能停止，则应再次手术止血。术后 24~48 小时，引流物逐步转变为血清样，不浑浊。如果引流液中有血清混入牛奶的表现，应注意有无乳糜漏。术后 48~72 小时，如果引流量小于 20ml/24h，可以拔出引流，局部加压包扎。

2. **气管切开**　术后气管切开的观察和护理是非常重要的，应根据患者痰液的多少进行吸痰。一般每 1~2 小时 1 次。要注意痰液的量和颜色，术后 24 小时内痰液中可以混有少量血液，但一般没有凝固性血块。如果有凝固性血块，应检查喉腔创面有无活动性的出血。应严密防止套管脱出。气管切开后患者经呼吸道失水量增大，每日经气管切开处可丢失液体 500~1000ml，应保证患者容量平衡，加强呼吸道雾化，避免痰液黏稠形成痰痂堵塞套管。

3. **进食及吞咽练习**　如果患者一般状况较好，手术 72 小时以后即可以做吞咽练习，可以轻轻地吞咽少许唾液。如果唾液吞咽尚可，患者的体温不高、肺部查体正常，则可以在术后 7 天左右开始进食练习，开始小口吞咽黏性的软食，如香蕉、粽子等；如果吞咽半流食无明显呛咳，再练习饮水，待饮水无呛咳再拔出鼻饲管。

4. **术后治疗**　根据手术切除情况和术后病理报告决定术后辅助治疗，声门上型喉癌有以下情况之一，应给予术后放疗。

（1）T3 及以上病变（相对放疗适应证）。

（2）淋巴结 N1 及以上病变。

（3）切缘阳性，或肿瘤距离切缘较近。

（4）病理发现脉管中有肿瘤细胞。

5. **随访与观察**　术后 1 年内应 2~3 个月做 1 次喉镜检查，5~6 个月做 1 次颈部增强 CT。术后 1 年以后，5 年以内，每 5~6 个月复查 1 次包括喉镜和颈部增强 CT。手术 5 年以后每年检查 1 次。肿瘤患者需终生复查。

（四）并发症及处理

1. **出血**　出血是喉癌手术最常见而危险的并发症，主要原因为术中血管结扎不牢靠，术后线结脱落导致，也可能是小血管术中电凝后术后焦痂脱落引起。术后动脉性出血常见于甲状腺上动脉、喉上动脉、环甲动脉、颈横动脉等，静脉性出血常见在颈外静脉、颈内静脉、甲状腺上静脉、锁骨上区的小静脉等。如果是动脉性出血，术后见引流管内迅速引流出大量鲜红色血液，放置可凝固，这时应在床旁迅速打开切口，找到出血点，给予钳夹止血，然后再去手术室重新冲洗清理，全面检查创面；如果是静脉性出血，常见于患者因体位变动颈部的加压包扎松动后从引流管有暗红色血液引流出，放置后血液可凝固。这时可局部加压观察，如果短期内出血较多应进手术室探查止血。

2. **创口感染**　术区感染的常见原因有：术前喉部病灶合并感染；患者抵抗力低下；颈部切口关闭不严密，与喉咽腔及气管切开口相通，有分泌物进入颈部清扫的创面；咽喉瘘、引流不畅，局部积液等。手术后2~3天应严密观察引流管内引流物的量及性状，如果有混浊，应注意体温、血象、局部皮肤的颜色及弹性等，观察皮肤有无红、肿、热、痛等炎症表现。通常术后3天左右拔除引流管，拔除引流管后2~3天即术后5~6天是感染的高发期，局部换药时应特别注意局部伤口周围的皮肤变化，注意皮肤有无正常的皱纹。也可以进行B超检查，看组织间隙中有无积液和水肿，若存在积液则可局部伤口切开引流。对于术前放疗的患者，由于放疗损伤，伤口抗感染能力差。手术时应严格无菌操作。术后抗生素通常应用5天左右。

3. **喉瘘**　大多在术后1周左右发生。术前有放疗史者，特别是放疗未满1年者，术后易发生喉瘘，手术缝合不够严密及局部积液感染等也可引起喉瘘。喉瘘发生后应尽早开放，通畅引流，加强换药，伤口稳定后可经口进食。如果不与喉咽相同，颈部伤口并不影响进食。

4. **肺部感染**　对于年老体弱者，肺部感染是致命的并发症。术后应及时吸痰，加强雾化吸入，鼓励患者早日下床活动及练习咳痰，必要时胸片检查、留取痰培养，应用敏感抗生素。一旦感染发生，除了抗感染治疗外，还应加强营养支持，推迟吞咽练习。

5. **喉狭窄**　喉声门上水平部分切除术后绝大部分患者喉腔宽敞，可以拔管，小部分患者术后放疗后因杓状软骨区黏膜水肿遮盖声门导致拔管困难，或因手术中缝合等原因导致杓状软骨外展受限，声门无法打开。拔管困难的患者可以术后在支撑喉镜下 CO_2 激光将水肿的杓状软骨区黏膜部分切除，扩大喉腔。

6. **进食呛咳**　喉声门上水平部分切除术患者可于术后 7 天试行进食，不少患者有不同程度的呛咳。只要声门闭合严密，舌根向后移动不受限制，一般 2~3 周训练即可以克服呛咳问题，只有当杓状软骨活动受限、声带闭合不严时呛咳会较重。但绝大多数可以经过进食训练，恢复经口进食，少数患者因呛咳不能耐受，反复导致吸入性肺炎等状况时，则需要做残喉全切除术来改善进食。

7. **颅内高压**　极少见。单侧颈内静脉结扎后有少数患者因颅内血管畸形有颅内高压。应紧急给予降低颅压的处理。

8. **神经损伤**　手术中神经损伤大多为手术医师不熟悉解剖所致。在靠近重要运动神经附近手术时，最好先暴露神经，再做切除，可以避免神经损伤。也有一些病例，手术前没有神经症状，但手术时发现神经已被肿瘤包裹，为了根治肿瘤，则应该切除神经。

（1）迷走神经：迷走神经损伤与颈动脉鞘的处理有关。如在分离结扎颈内静脉下端或上端时，没有把迷走神经与颈内静脉分开，用血管钳时和颈内静脉同时夹住切断所致。避免方法：切开颈鞘后分离颈内静脉时，一定要看到迷走神经，把神经与静脉分开后再处理静脉。迷走神经损伤后可引起同侧声带固定，发音时声门关闭不严。

（2）舌下神经：舌下神经损伤多位于神经在二腹肌后腹下方由外向内走行弯向口底处，多数在处理颈内静脉上端时没有将神经与颈内静脉分开。避免方法：在结扎颈内静脉上端时，一定要看清楚舌下神经，将静脉与神经分开，然后再处理颈内静脉。

（3）交感神经：交感神经紧贴颈鞘后，在颈深筋膜深层的深面，通常解剖颈部淋巴结时不显露，在解剖颈鞘时，将颈内静脉提起，将颈总动脉及贴于外侧的迷走神经上的颈鞘切干净，但不切除颈鞘后方的颈深筋膜深层，这样就不会损伤交感神经。交感神经损伤后可导致霍纳综合征，表现为同侧上睑下垂、瞳孔变小，眼球下陷，颜面出汗减少等。

（4）膈神经：膈神经来自颈丛神经3~5支，从外侧在前斜角肌表面向内走行，覆盖在肌筋膜下。在清扫Ⅲ区、Ⅳ区淋巴结时，向内侧牵拉颈鞘后，会显露膈神经，如果连同前斜角肌的筋膜一并切除，则容易损伤膈神经。颈横动脉从甲状颈干分出后在膈神经表面向后横行。这一神经在颈清扫时受损伤主要是由于颈横动脉出血或胸导管破裂，在处理结扎血管或淋巴管时误伤。避免办法：先鉴别清楚膈神经（在前斜角肌表面，从外向内斜向走行），再处理血管。不要一见出血就用血管钳大把夹持，在颈部会误伤重要器官，可用小蚊式钳处理。

（5）臂丛神经：这一神经损伤罕见，但也有发生。主要见于淋巴结转移累及斜角肌间隙时，因医师解剖不小心进入前、中斜角肌之间，手术范围过深，臂丛神经与淋巴结一并切除或将神经切断。

9. **血管损伤** 颈部主要动脉一般不会在手术中损伤。除了颈总动脉和颈内动脉外，其他血管都可以结扎。万一因特殊原因损伤颈总动脉或颈内动脉，可用无损伤血管钳夹住破口，用无创伤细丝线缝合，切忌用血管钳钳夹颈动脉或将动脉长时间压闭。如手术拟保留颈内静脉，术中有损伤也可用此法缝合，颈内静脉损伤时要注意避免气栓形成。颈总动脉或颈内动脉的出血常在手术后，因伤口感染或因术前放疗伤口长期不愈合，造成颈动脉破裂出血。由于颈总动脉或颈内动脉出血结扎后造成颅内供血不足，据统计，有 1/3 的患者结扎后形成偏瘫。因此，应该极力避免这一并发症的发生。万一需要结扎时应维持患者血压，保证足够液体输入。

10. **乳糜漏** 大多发生在左侧（损伤胸导管），少数在右侧（损伤淋巴导管）。多为颈静脉角或锁骨上区域的操作所致。避免方法：在这一部位操作时宜多结扎。如发现有清亮液体或乳白色液体溢出，有时不易结扎止住。可用小块肌肉（胸锁乳突肌或带状肌）游离充填，周围用线缝紧。

11. 胸膜顶创伤 这一并发症少见，主要出现在瘦弱患者。手术时在前斜角肌前缘或后缘解剖过深，损伤胸膜，造成气胸。手术中发现后请麻醉医师膨胀肺，增加胸腔压力，排出胸内气体，缝合胸膜顶周围软组织。手术结束时如胸内气体仍多，可请胸外科医师在第 2 前肋间做胸腔闭式引流。

12. 纵隔气肿 常出现在呼吸困难患者做气管切开时，当皮肤切开后解剖气管周围时患者极力吸气，气体从颈部进入纵隔。当纵隔气体过多时可以经纵隔胸膜进入胸腔。通常可经胸骨上切口行排气减压术，伴有大量皮下气肿者可行多部位针刺排气或小切口排气。

参 考 文 献

1. 屠规益. 现代头颈肿瘤外科学. 北京：科学出版社，2004，714-767.

2. 屠规益，唐平章. N0 淋巴结的前哨淋巴结检测与选择性全颈清扫术. 中华耳鼻咽喉科杂志，2001，（1）：77-80.

3. 毛驰，俞光岩. 根治性颈清扫术与改良根治性颈清扫术. 现代口腔医学杂志，2006，（2）：190-193.

4. 张乃嵩，韩多吉，贾深汕. 声门上型喉癌临床颈淋巴结阴性患者颈清扫区域的选择. 中华耳鼻咽喉科杂志，2002，（2）：6-8.

5. 贾深汕，王艳颖，何洪江等. 颈Ⅱ和Ⅲ区清扫术治疗 cN0 声门上型喉鳞状细胞癌. 中华耳鼻咽喉头颈外科杂志，2010，45（9）：747-750.

6. 中华耳鼻咽喉头颈外科杂志编辑委员会头颈外科组. 喉癌外科手术及综合治疗专家共识. 中华耳鼻咽喉头颈外科杂志，2014，49（8）：620-625.

7. Martin H，et al. Neck dissection. Cancer，1951，4：441.

8. Bocca E，et al. A conservation technique in radical neck dissection. Ann Otol Rhinol Laryngol，

1967，76：975-987.

9. 韩德民，房居高，倪鑫. 同仁头颈外科手册. 北京：人民卫生出版社，2008，225-270.

十一、推荐器械和设备（KARL STORZ HAVe1 Plus）

HAVe1 Plus 四大概念

- 放大的高清术野

- 符合人机工程学

- 专业培训及教育

- 全高清图像采集

（一）IMAGE1 S 影像平台

经济节省，无限扩展

- 模块化设计

- 兼容（向前/后）各种型号的电子镜和全高清摄像头

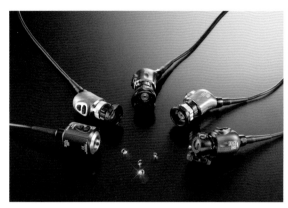 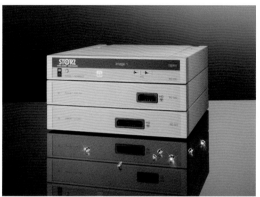

创新设计

- 智能化图标——直观的图形化界面，即时显示系统当前状态

- 桌面菜单——在使用前快速检查系统状态

- 系统菜单——允许医生在手术中自由调整

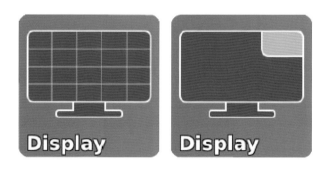

智能化图标

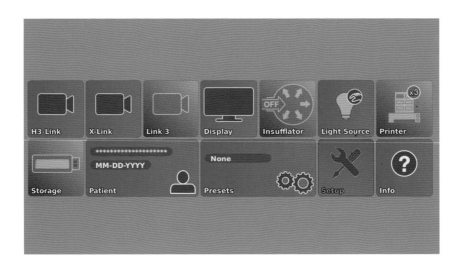

桌面菜单

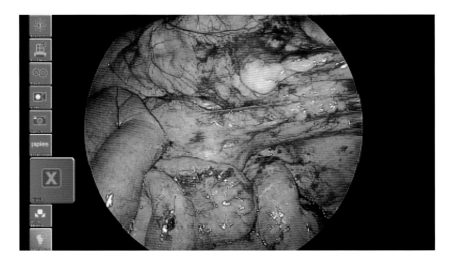

系统菜单

卓越的成像

影像增强功能带来超高清完美视觉体验，极大帮助术中诊疗。

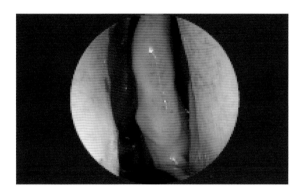

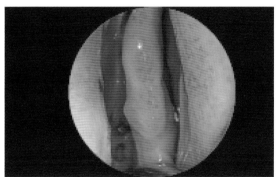

标准模式　　　　　　　　　　　　　　CLARA 模式

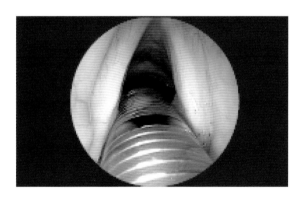

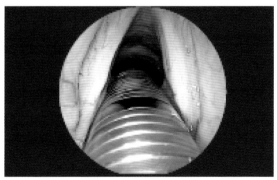

标准模式　　　　　　　　　　　　　　CHROMA 模式

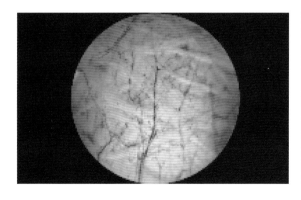

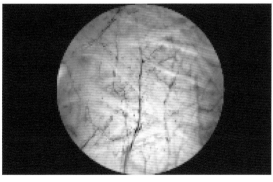

标准模式　　　　　　　　　　　　　　SPECTRA A

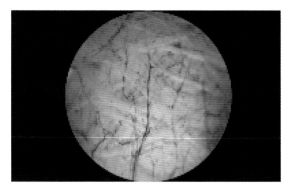
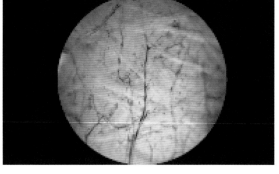

标准模式

SPECTRA B

IMAGE1 S 影像平台组成

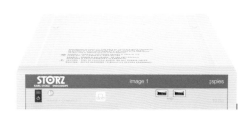

TC200EN IMAGE1 CONNECT 核心平台

分辨率 1920×1080

内置 KARL STORZ-SCB 及数字化图像

处理模块。

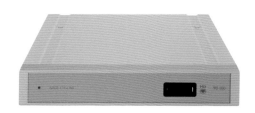

TC300 IMAGE1 H3-LINK 影像模块，与

IMAGE1 HD三晶片系列摄像头配合使用。

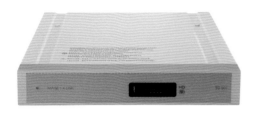

TC301 IMAGE1 X-LINK 影像模块，与各
类 KARL STORZ 电子镜配合使用。

（二）氙灯冷光源 XENON 300（型号 20133101-1）

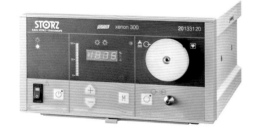

20133101-1 氙灯冷光源 XENON 300

电源：

300W，240VAC，50/60 Hz

包括：

400A　　　电源线

610AFT　　硅树脂管道装置，长 250cm

20090170　SCB 连接线，长 100cm

（三）AIDA WD250 高清医用数据管理系统

AIDA WD250　　　KARL STORZ AIDA WD250 高清影像存储系统

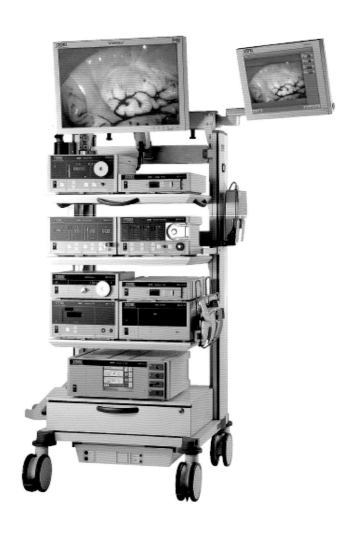

Advanced　领先

Image　　影像

Data　　　数据

Archiving　管理

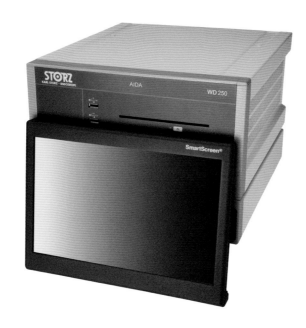

四个用户界面

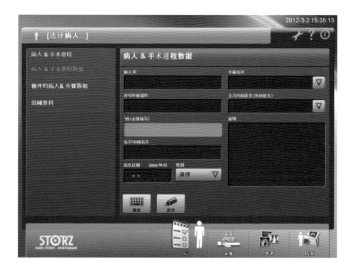

病人及流程信息

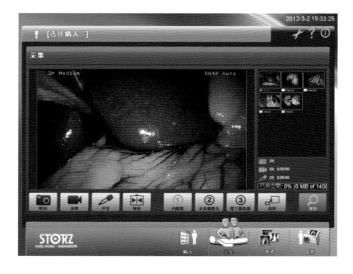

影像采集界面

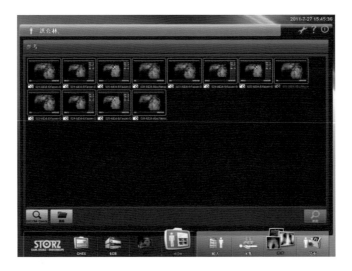

参考界面

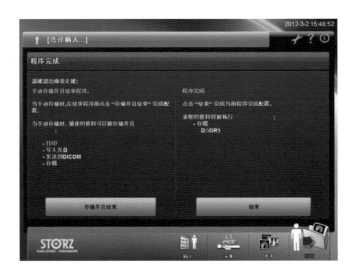

结束界面

- 高清图像抓取和高清影像刻录工作站

- 支持全高清 1920×1080 分辨率的高清静态影像记录

- 支持全高清 1080P 分辨率的高清动态影像记录

- 系统采用全中文化操作界面，具备超过 14 种语言操作界面（包括中文、丹麦语、英语、西班牙语、法语、德语、意大利语、日语、葡萄牙语、俄语、瑞典语等）

- 具有至少 3 个 USB 2.0 标准接口可以轻松连接 USB 设备（如记忆棒、U盘、移动硬盘等），进行患者资料读取

- 至少记录 3 个视音源数据，每个视频源名称可以进行中文化输入命名，也可以选择 3 种以上的命名方式（如腔镜摄像头/全景摄像头/灯下摄像头）

- 具有版权保护功能的标记，支持将日期、患者数据或指定的影像通过水印的形式直接加在记录的照片上

- 可以使用触摸屏、脚踏开关、键盘鼠标和摄像系统的遥控按钮对系统进行控制

- 必须强制输入患者信息，才可以进行数据存储，防止患者资料与事实不符

- 可以从数据库中选择手术的器械种类、器械名称、解剖区域、患者ID、手术医生、麻醉医生等信息，并记录在系统自动生成的文件和病历报告中

- 图形化界面，使用模块化工具栏实现标准流程化操作

（四）26″高清液晶监视器（型号 N-90X0568-G）

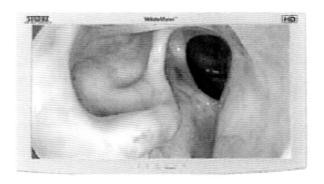

- 医用全高清监视器

- 支持全高清 1080P，16:9 制式信号输入

- 支持全高清 1080P DVI 信号输入

- 亮度≥500cd/m²

- 显示分辨率≥1920×1080

- 垂直方向视角和水平方向视角都≥178°

- 视频输入信号：HD-SDI、HD-DVI、RGBS/YPbPr、VGA、S-Video 和
Composite/SOG

- 使用医用直流电源供电

（五）VITOM 外视镜

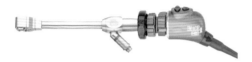

20916025AA　　VITOM SPINE HOPKINS 0°镜

20916025DA　　VITOM SPINE HOPKINS 90°镜

- 镜长 11cm，专门为开放手术设计（0°或 90°镜可选），可高温高压消毒

- 独特先进的光学设计，使外科手术的范围清晰可见

- 工作距离在 25~75cm 之间，可以为医生提供足够大的操作空间

（六）气动臂

28163WS　气动臂

包括：

28272UA　　　固定夹

28272UGN　　镜夹、长型，适用于夹持硬镜

28272UKN　　镜夹、短型，适用于夹持硬镜

28272UF　　　镜夹，适用于夹持电子镜

- 全系统可以实现开放手术术野区的高清采集、高清成像、高清记录、智能精确定位

- 气动臂臂长 65cm，全方位转向可以到达无菌区的任何角度

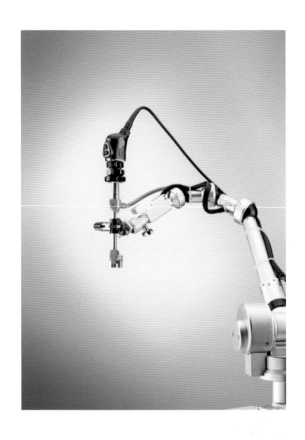

- 气动臂具有 5 个气动关节和 1 个微调关节，通过一键控制可方便灵活地进行精确定位

- 手术床适配器有 3 个旋转轴和 1 个滑轨，可灵活安放，不影响手术操作

- 工作压力为 6~8Bar，可使用中央供气或者空压机供气

- 带有失压自锁功能，可以确保手术的安全

- 移动操作时无后坐力，适合精度要求高的手术（如神经外科手术）

- 可搭配使用多种镜夹，夹持多种软硬镜

- 气动臂可以单手一键操控